全国卫生职业教育康复治疗类应用技能型人才培养"十三五"规划教材

供康复治疗类专业使用

康复医学导论

主　编　盛幼珍　卢健敏　罗文伟

副主编　何胜晓　郑　蕾　任春晓　马建强

编　者　（以姓氏笔画为序）

马建强　桐乡市卫生学校

卢　哲　南阳医学高等专科学校

卢健敏　泉州医学高等专科学校

任春晓　陕西能源职业技术学院

何胜晓　南京特殊教育师范学院

陈丽娟　菏泽家政职业学院

罗文伟　阿克苏职业技术学院

郑　蕾　重庆城市管理职业学院

赵　峰　太和医院

龚莉玲　随州职业技术学院

盛幼珍　湖北职业技术学院

华中科技大学出版社

http://www.hustp.com

中国·武汉

内 容 简 介

本书为全国卫生职业教育康复治疗类应用技能型人才培养"十三五"规划教材。

本书共八个项目,分别介绍了康复医学概述、康复医学在现代医学中的地位和效益、功能障碍、残疾学、康复医疗机构与组织方式等。本书在编写过程中强调科学性、先进性、实用性和准确性,采用"案例导入"的方式引入案例,结合临床,可读性强。

本书适用于康复治疗类专业。

图书在版编目(CIP)数据

康复医学导论/盛幼珍,卢健敏,罗文伟主编. —武汉:华中科技大学出版社,2018.6(2024.8重印)
全国卫生职业教育康复治疗类应用技能型人才培养"十三五"规划教材
ISBN 978-7-5680-4130-0

Ⅰ. ①康… Ⅱ. ①盛… ②卢… ③罗… Ⅲ. ①康复医学-高等职业教育-教材 Ⅳ. ①R49

中国版本图书馆 CIP 数据核字(2018)第 109851 号

康复医学导论　　　　　　　　　　　　　　　盛幼珍　卢健敏　罗文伟　主编
Kangfu Yixue Daolun

策划编辑:史燕丽
责任编辑:张　琴
封面设计:原色设计
责任校对:李　弋
责任监印:周治超
出版发行:华中科技大学出版社(中国·武汉)　　　电话:(027)81321913
　　　　　武汉市东湖新技术开发区华工科技园　　　邮编:430223
录　　排:华中科技大学惠友文印中心
印　　刷:武汉市籍缘印刷厂
开　　本:880mm×1230mm　1/16
印　　张:10.25
字　　数:235千字
版　　次:2024 年 8 月第 1 版第 5 次印刷
定　　价:38.00 元

全国卫生职业教育康复治疗类
应用技能型人才培养"十三五"规划教材

编委会

网络增值服务使用说明

欢迎使用华中科技大学出版社医学资源服务网yixue.hustp.com

1.教师使用流程

（1）登录网址：**http://yixue.hustp.com** （注册时请选择教师用户）

> 注册 ▶ 登录 ▶ 完善个人信息 ▶ 等待审核 ▶

（2）审核通过后，您可以在网站使用以下功能：

管理学生

建立课程　　　　　　　　布置作业

下载教学　　　　**教师**　　　　查询学生学习
资源　　　　　　　　　　记录等

2.学员使用流程

建议学员在PC端完成注册、登录、完善个人信息的操作。

（1）PC端学员操作步骤

①登录网址：**http://yixue.hustp.com** （注册时请选择普通用户）

> 注册 ▶ 登录 ▶ 完善个人信息 ▶

②查看课程资源

如有学习码，请在个人中心-学习码验证中先验证，再进行操作。

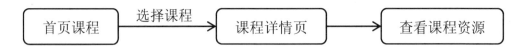

首页课程 ──选择课程──▶ 课程详情页 ──▶ 查看课程资源

（2）手机端扫码操作步骤

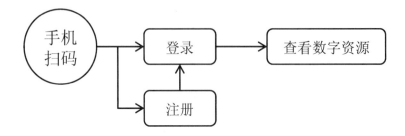

手机扫码 ──▶ 登录 ──▶ 查看数字资源
　　　　 ──▶ 注册 ──▶ 登录

总　序

随着我国经济的持续发展和教育体系、结构的重大调整，职业教育办学思想、培养目标随之发生了重大变化，人们对职业教育的认识也发生了本质性的转变。我国已将发展职业教育作为重要的国家战略之一，高等职业教育成为高等教育的重要组成部分。作为高等职业教育重要组成部分的高等卫生职业教育也取得了长足的发展，为国家输送了大批高素质技能型、应用型医疗卫生人才。

康复医学现已与保健医学、预防医学、临床医学并列成为现代医学的四大分支之一。现代康复医学在我国发展已有30多年历史，是一个年轻但涉及众多专业的医学学科，在我国虽然起步较晚，但发展很快，势头良好，在维护人民群众身体健康、提高生存质量等方面起到了不可替代的作用。

2017年国务院办公厅发布的《关于深化医教协同进一步推进医学教育改革与发展的意见》中明确指出，高等医学教育必须"坚持质量为上，紧紧围绕人才培养质量要素，深化教育教学改革，注重临床实践能力培养"，"以基层为重点，以岗位胜任力为核心，围绕各类人才职业发展需求，分层分类制定医学教育指南，遴选开发优质教材"。高等卫生职业教育发展的新形势使得目前使用的教材与新形势下的教学要求不相适应的矛盾日益突出，加强高职高专医学教材建设成为各院校的迫切要求，新一轮教材建设迫在眉睫。

为了更好地顺应我国高等卫生职业教育教学与医疗卫生事业的新形势和新要求，贯彻落实《国家中长期教育改革和发展规划纲要（2011—2020）》中"以服务为宗旨，以就业为导向"的思想精神，以及国家《职业教育与继续教育2015年工作要点》的要求，充分发挥教材建设在提高人才培养质量中的基础性作用，同时，也为了配合教育部"十三五"规划教材建设，进一步提高教材质量，在认真、细致调研的基础上，在全国卫生职业教育教学指导委员会专家和部分高职高专示范院校领导的指导下,我们组织了全国近40所高职高专医药院校的200多位老师编写了这套以医教协同为特点的全国卫生职业教育康复治疗类应用技能型人才培养"十三五"规划教材,并得到了参编院校的大力支持。

本套教材充分体现新一轮教学计划的特色,强调以就业为导向、以能力为本位、以岗位需求为标准的原则,按照技能型、服务型高素质劳动者的培养目标,坚持"五性"(思想性、科学性、先进性、启发性、适用性)和"三基"(基本理论、基本知识、基本技能)要求,着重突出以下编写特点。

(1)紧扣最新专业目录、教学计划和教学大纲,科学、规范,具有鲜明的高等卫生职业教育特色。

(2)密切结合最新高等职业教育康复治疗类专业教育基本标准,紧密围绕执业资格标准和工作岗位需要,与康复治疗师资格考试相衔接。

(3)突出体现"医教协同"的人才培养模式,以及课程建设与教学改革的最新成果。

(4)基础课教材以"必需、够用"为原则,专业课程重点强调"针对性"和"适用性"。

(5)内容体系整体优化,注重相关教材内容的联系和衔接,避免遗漏和不必要的重复。

(6)探索案例式教学方法,倡导主动学习,科学设置章节(学习情境),努力提高教材的趣味性、可读性和简约性。

(7)采用"互联网+"思维的教材编写理念,增加大量数字资源,构建信息量丰富、学习手段灵活、学习方式多元的立体化教材,实现纸媒教材与富媒体资源的融合。

这套新一轮规划教材得到了各院校的大力支持和高度关注,它将为新时期高等卫生职业教育的发展做出贡献。我们衷心希望这套教材能在相关课程的教学中发挥积极作用,并得到读者的青睐。我们也相信这套教材在使用过程中,通过教学实践的检验和实际问题的解决,能不断得到改进、完善和提高。

全国卫生职业教育康复治疗类应用技能型人才培养
"十三五"规划教材编写委员会

前 言

Preface

随着社会的进步、经济的发展，以及医学模式的变化，人们对健康有了新的认识，希望全面提高自己的身心健康水平和社会适应能力。新形势下，以功能障碍为核心，以提高生活质量为最终目标的现代康复治疗技术迅速发展起来。

根据全国卫生职业教育康复治疗类应用技能型人才培养的要求，结合教育部高等学校高职高专相关医学类专业教学指导委员会制定的高职高专康复治疗类专业教育基本标准，在总结汲取以前教材成功经验的基础上，紧密结合高职课程标准确立本课程的教学内容编写了本教材。

本教材的编写体现"以就业为导向""医教协同"的编写思路，序化了教学内容。与以前教材相比，为避免与其他教材内容重复，本教材做了如下调整：①删去了"康复医学基础理论概述""人体发育学"项目。②减少了"常见疾病康复""社区康复"的介绍。③调整了"康复医学工作内容"项目，新增了"功能障碍""残疾学""康复医学科诊疗常规"项目。

全书共八个项目，分别介绍了康复医学概述、康复医学在现代医学中的地位和效益、功能障碍、残疾学、康复医疗机构与组织方式、康复医学专业人员及其工作方式、康复医学科诊疗常规、康复治疗师工作要求与指导。通过这些内容的学习，学生可明确培养目标，了解工作情景与工作性质，掌握所应具备的专业知识、职业技能，提高职业素养。

本教材在编写过程中强调科学性、先进性、实用性和准确性，采用"案例导入"的方式引入案例，结合临床，可读性强。参加本教材编写的作者是在全国三级甲等医院工作的康复医生和在职业院校工作的高校教师，有着丰富的康复实践经验和教学经验。由于我们编写的时间所限，不足之处在所难免，殷切希望各院校使用本教材的老师和学生提出宝贵的意见，在此我们表示诚挚的谢意！教材的编写得到国家职业教育委员会的具体指导和各位编者所在单位的大力支持，在此一并表示衷心的感谢！

编　者

目 录

MULU

项目一　康复医学概述

任务一　基本概念

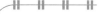

本项目PPT

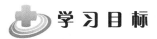

学习目标

知识要求

1. 掌握康复与康复医学的基本概念。
2. 了解康复医学的内涵。

能力要求

1. 能够明确康复的概念。
2. 能够明确康复医学的概念。

案例导入

患者,李某,男,46岁,10天前因车祸致颈部损伤,无意识障碍,自颈部以下深、浅感觉均消失,大小便失控,双上肢无力,不能握拳,手掌不能伸直,双下肢不能活动,到某医院经X线检查及MRI检查显示第6颈椎滑脱,于7天前行"颈椎间盘摘除、脱位复位、植骨融合内固定术",术后给予抗炎、激素、防血栓及营养神经药物治疗,胸骨角水平以下感觉恢复正常,胸、腹部痛觉和温度觉仍未恢复至正常,双下肢不能活动,深、浅感觉仍消失。

问题:患者能否进行康复治疗?

一、康复

1. 康复的定义

康复(rehabilitation)是指综合、协调地应用医学的、教育的、职业的、社会的、工程的等各种手段,减少病、伤、残者的身体、心理和社会的功能障碍,以便发挥其机体的最高

Note

1

潜能,提高他们的生活质量,使患者最终能够重返社会。

1942年,美国康复讨论会议将康复定义为:康复是使残疾人最大限度地复原其身体、精神、社会职业和经济的能力。1969年,世界卫生组织康复专家委员会对康复进行了定义:康复是指综合、协调地应用医学的、社会的、教育的、职业的措施,对患者进行训练和再训练,使其能力达到尽可能高的水平。1981年,世界卫生组织又将康复的定义修订为:康复是指应用各种有用的措施以减轻残疾的影响和使残疾人重返社会。1993年,世界卫生组织以正式文件提出:康复是一个帮助患者或残疾人在其生理或解剖缺陷的限度内和环境条件许可的范围内,根据其愿望和生活计划,促进其在身体、心理、社会生活、职业、业余消遣和教育上的潜能得到最充分发展的过程。由此可知,康复既需要训练残疾人使其适应周围环境,也需要调整残疾人周围的环境和社会条件以利于他们重返社会。

不同国家与地区对康复的理解稍有不同。我国较早就已提出"康复"一词,并将其作为疾病后完全"恢复"的同义词,指患病后健康水平下降,经治疗和休息后健康水平恢复到病前,即达到了100%的恢复。而国际上对康复的界定是指伤病后健康水平下降,虽经积极处理,但已形成残疾,健康水平不能复原到原先水平,即达不到100%的恢复。这使我国对康复的理解与国际上有相当大的差异。中国香港特别行政区又将"rehabilitation"一词译为"复康",我国台湾地区还将其译为"复健",这些都是值得我们注意的。

2. 康复的对象与研究领域

康复的对象是"残疾"和"残疾人",即各种先天或后天的原因所造成的暂时或永久的各种功能缺失和障碍者。康复的目标是以提高康复对象功能水平为中心,发挥其机体的最高潜能,如身体、心理、社会生活、职业、业余消遣和教育方面的潜能,使其最终重返社会,提高生活质量。由此可知,康复的手段和内容具有多学科性、多维性、复杂性、协调性和综合性的特点。康复的内容既包括医学的部分,也有超出医学的内容。由于康复的措施是多样的,所以其内容也涵盖不同的领域。

(1)医学康复:医学康复(medical rehabilitation)是指运用医学的手段和方法帮助康复对象减轻功能障碍,最大限度地改善和补偿其功能,使残存的功能和潜在的能力得以最充分地发挥,从而实现康复目标。其内容包括功能障碍的预防、功能评定和康复治疗方法,如物理疗法、作业疗法、言语疗法、心理疗法、中医康复疗法等。医学康复在康复中占有十分重要的地位,是康复的基础和出发点,是实现康复目标的根本保证。医学康复进行得越早越好,要尽可能抓住早期康复的时机,以阻止功能障碍的进一步发展及减少各种继发性功能障碍的发生。

(2)工程康复:工程康复(engineering rehabilitation)是指研究残疾人的能力障碍和不利的社会条件,通过各种工程器具和仪器,或改造环境等途径,最大限度地恢复、代偿或重建残疾人躯体功能的治疗手段与措施,以实现康复目标。

(3)教育康复:教育康复(educational rehabilitation)主要是指通过教育与训练,提高残疾人相应的素质与能力。如针对聋哑人的手语教育,针对盲人的盲文教育,以及针对智力、职业技能和适应社会的心理能力等的教育。教育康复作为对残疾人的特殊教育,是按照教育对象的实际需要,制订教育方案,组织教学,实施个别训练、强化辅导,以实现康复者重返社会的康复目标。

（4）职业康复：职业康复（vocational rehabilitation）是指通过各种手段帮助残疾人获得与其相适应的职业能力，为实现重新就业的目标所做的相关工作。其内容包括职业评定与就业咨询、职业教育与训练、就业和就业后的随访。职业康复的程序：①首先是对残疾人就业能力的评定；②妥善选择能够充分发挥其潜能的职业；③根据残疾人所能从事的职业进行就业前的教育与训练；④根据训练结果决定就业方式及安排残疾人就业；⑤就业后的随访。职业康复的目标：帮助残疾人切实适应和胜任一项工作，尽其所能，并取得独立的经济能力，实现其自立于社会、服务于社会、重塑自我价值的目标。

（5）社会康复：社会康复（social rehabilitation）是指从社会的角度，借助社会力量减少或消除不利于残疾人重返社会的各种社会问题，以维护他们的尊严和平等的权益，并使其履行社会职责。社会康复可推进医学康复、教育康复和职业康复。社会康复与社会制度、经济发展水平及地域文化等密切相关。维护残疾人的权利和尊严，改善其生活和福利条件，使其充分参与社会生活、实现自身价值是社会康复的中心工作。社会康复涉及面广，关键的问题是从法律上保证残疾人的权益，其次是建立无障碍环境，以增加就业机会，改善经济条件及社会精神环境。社会康复的内容包括：①建立无障碍环境，包括道路和交通设施、公共建筑、住宅、学校、工厂等环境；②改善法律环境，维护和保障残疾人的合法权益、人身安全和尊严不受侵犯，确立残疾人在社会中的平等地位和公正待遇；③改善经济环境，增加就业机会，保障残疾人在各种经济活动中的特殊照顾和经济补偿；④改善社会精神环境，加强社会文明建设，消除社会对残疾人的歧视，建立尊重关心、帮助残疾人的良好社会风气。

以上不同的康复工作在康复过程中的作用不同，对于不同的康复者所采取的康复手段、方法和时间也不同；同时，康复者的个体条件，如年龄、性别、体格等也会影响康复的效果。因此，在康复过程中应根据各种康复手段的特点及作用，结合不同康复对象的个性化特点，制订个体化康复方案。

3. 康复的目标

康复以提高残疾人的功能水平为中心，以改善他们的生活质量，让其最终回归社会为目标。

残疾人功能障碍的情况和程度不同，康复的目标也应有所不一，即使障碍完全相同，也会因年龄、性别、体格等的不同而使康复目标有所差异。康复的目标应兼顾可能性与可行性。确切的康复目标是在全面康复评定的基础上制订的，既能充分发掘康复对象的全部潜能，又能通过各种努力达到客观目标。经过康复治疗达到了既定的目标，康复对象可以返回适当的生活环境，实现一定程度的社会回归。因此，准确客观地制订康复目标是康复治疗中最重要的一个环节。

4. 康复的服务形式

康复服务采取的是多学科团队化方式，它以康复医生作为团队领导，团队组成成员包括物理治疗师、作业治疗师、言语治疗师、康复护士、康复工程师、心理治疗师、社会工作者以及康复相关人员。康复团队采用的康复服务形式主要是针对残疾人的功能缺损，采取反复的、主动的和有教育意义的方法，积极解决残疾人的各种残疾问题。

5. 康复的措施

康复的措施包括医学的、工程的、教育的、职业的、社会的等一切可以利用的方法和技术。这些措施组成了康复的主要内容，构成了康复工作的各个领域。这些措施致力于帮助残疾人减轻身心-社会功能障碍。

二、康复医学

1. 康复医学的定义

康复医学（rehabilitation medicine）是现代医学的一个重要分支，是指运用医学的手段与方法，对康复者研究和实施预防、评定和治疗，以促进康复者功能最大限度恢复的一门医学学科。该学科具有相对独立的理论基础、功能评定与治疗方法。其目标是预防和减轻康复者的功能障碍程度，帮助他们回归社会。

2. 康复医学的基本原则

康复医学基本原则强调的是疾病早期康复评定和康复训练与临床治疗同步进行，鼓励患者主动参与康复训练而不是被动地接受治疗；对于功能缺失无法或较难恢复的患者要进行功能重建，对患者进行整体全面的评定和训练，以康复医学特有的团队化方式对患者进行多学科、多方面的综合评价和处理，实现康复最终的目的即提高所有患者的生活质量并使其能重返社会。

康复医学的核心是预防残疾、功能恢复。康复医学的基础依赖于临床医学的基础，如生理学、解剖学、人体发育与运动学等，并且在此基础上强调功能恢复的机制。

3. 康复医学的知识内容

康复医学是一个综合性的医学学科。它的知识内容由康复基础学、残疾学、康复评定学和康复治疗学四部分构成。

（1）康复基础学的主要内容包括：人体发育学、运动学、运动生理学、神经生理学、神经病理学、功能恢复机制学等。

（2）残疾学的内容包括：运动系统残疾学、神经系统残疾学、心理精神残疾学、呼吸循环系统残疾学、功能障碍学等。

（3）康复评定学的内容包括：躯体功能评定、语言听力功能评定、心理功能评定、职业能力评定和社会功能评定、功能结局评定等。

（4）康复治疗学的内容包括：物理治疗学、作业治疗学、言语治疗学、心理治疗学、中医康复治疗学、康复护理学、康复工程学、职业咨询和社会服务等。

4. 康复医学的服务对象

康复医学的服务对象是各种长期功能障碍者，主要是由于疾病、损伤和老龄带来的功能障碍者和先天发育障碍者。这些功能障碍的发生与生理功能、社会、心理、职业等因素都有关系。康复医学是以功能障碍的恢复为主导。WHO（世界卫生组织）将功能障碍分为三类：器官水平的功能障碍（残损）、个体水平的功能障碍（残疾）、社会水平的功能障碍（残障），三个层次对应不同层次的功能障碍。

康复医学的具体服务对象应该是临床医学各学科中患病后遗留暂时性和永久性残疾的所有患者。患病后能够治愈而不导致功能障碍的患者仅属于临床医学的服务对象，而不属于康复医学的服务对象。

康复医学围绕三个层面进行：①最大可能地减轻残疾，②训练残疾人获得新的技能和方法，③帮助残疾人改变环境。

5.康复医学与临床医学、预防医学、保健医学的关系

（1）康复医学与临床医学：在医学体系中，临床医学与康复医学关系密切，既互相联系，又有显著区别。康复医学既不是临床医学的延续，也不是临床医学的重复。深入地认识康复医学与临床医学的相互关系，对于医疗实践有重要的指导意义。

康复医学与临床医学在病程的时间上、治疗措施上以及实施的人员上往往是相互渗透的。临床医学为康复医学的建立和发展提供了基础，康复医学也贯穿于临床医学的过程中。在伤病发生之前应介入康复预防措施，防止功能障碍的发生；在伤病发生之后的临床治疗早期介入康复措施，可加快伤病的恢复，避免功能障碍的发生；在伤病恢复后期介入康复措施，可避免或减轻功能障碍的发生；在功能障碍出现之后加强康复措施，可最大限度地恢复功能。另一方面，康复医学与临床医学又存在明显区别，体现在两者的对象、目的、方法以及实施人员上。临床医学以疾病为主导、以治愈疾病为目的，康复医学则是以恢复功能为主导；临床医学延长生命，康复医学提高生存质量；临床医学常用药物、手术等方法，康复医学常用理学疗法、作业疗法、器具代偿等方法。

（2）康复医学与预防医学：康复医学强调的是针对残疾的三级预防。通过积极的措施和健康教育等预防疾病的发生，这是一级预防。在疾病发生后，通过积极的康复干预手段避免发生合并症、继发性功能障碍和残疾，这是二级预防。针对发生的严重的功能障碍和残疾，积极进行康复的治疗或功能替代等措施，提高其功能和生活质量，这是三级预防。康复医学与预防医学在上述内容上是一致的。

（3）康复医学与保健医学：保健医学强调的是人们通过积极的健身和锻炼，从而提高机体抵抗疾病的能力和对外界环境的适应能力。这与康复医学强调的主动训练等康复措施是一致的。

（任春晓）

任务二　康复医学的发展史

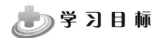

学习目标

知识要求

1.掌握康复及康复医学发展的四个时期。

2.了解我国康复的发展。

能力要求

能够明确康复医学发展的动因。

Note

案例导入

患者,刘某,男,58岁,45天前因右额颞叶颅内血肿并伴有蛛网膜下腔出血、脑疝形成住院,在某医院经全麻下行"右额颞叶颅内血肿清除去骨瓣减压术",术后给予醒脑、脱水降颅内压、营养神经等治疗20余天后又行"右颈内动脉第1颈椎段动脉瘤包裹术与颅骨修补术",术后继续上述术后恢复治疗,患者病情逐渐稳定。目前,患者意识清楚,时有头痛,饮水偶有呛咳,左侧肢体无自主运动,转院到某医院康复医学科治疗。

问题:

1.应针对患者的哪些方面进行治疗?

2.能否转院到康复医学科进行康复治疗?

康复医学的形成与发展经历了漫长的时间。20世纪40年代,康复医学成为一门独立的医学学科,经过70余年的快速发展,目前已较为成熟。从世界范围看,在古代的中国与外国、东方与西方都曾使用过一些简单的康复疗法,康复医学的发展历程可分为萌芽期、形成期、成熟期和发展期。

一、起源与发展

(一)萌芽期(1910年以前)

公元前,人们已开始运用温泉、日光、磁石、运动等治疗风湿、慢性疼痛、劳损等疾病。在我国古代,就有利用按摩、针灸、热浴、气功、五禽戏等方法治疗肌肉萎缩、关节强直等功能障碍的记载。如《素问》在论述瘫痪、肌肉萎缩的治疗中,已重视应用针灸、导引、按摩等方法进行功能的恢复。我国春秋战国时期的医学巨著《黄帝内经》谈到"故其病多痿厥寒热,其治宜导引按跷",是指对于痿证这种以肢体失用甚至瘫痪为主要病症的患者,最宜采用导引、按跷等方法来帮助其功能恢复。这和现代康复医学的观点是一致的,也正是现代康复治疗技术的起源。古代西方也有康复医学萌芽的记载,如古希腊时代的Hippocrates已相当重视自然因子疗法,如利用日光、海水、矿泉水等镇静、止痛、消炎,也有利用运动减肥、训练无力的肌肉、加速机体恢复的记载。

16世纪西方文艺复兴时期已有人提出,运动可以单纯为运动,也可以作为工作。为某种需要而运动,这是最早期的作业疗法。欧美国家在古代也有应用体操、运动、按摩、水浴、文娱等疗法治疗功能障碍性疾病的记载。17世纪,英国已出现了教授盲人音乐的学校。18世纪,教授对象逐渐由盲人、聋哑人拓展到行为不良、情绪异常和肢体残疾人,各类特殊学校开始出现,职业训练也开始出现。19世纪末,电、光、磁、热等物理因子逐步用于医疗,加上体疗和按摩,形成了物理疗法的雏形。古代甚至有应用假肢和支具的记载,这些都是现代康复的基础。在20世纪初,现代康复治疗技术迅速发展。运动疗法、作业疗法、电疗法和光疗法逐步形成,同时还有聋哑人及盲人的特殊教育、残疾人的职业培训(如应用盲文、手语等)、精神障碍者的心理治疗,对残疾人的社会服务也已开始。

（二）形成期（1910—1946 年）

自 1910 年开始，"康复"一词正式应用于残疾人，康复机构相继建立。1917 年，美国陆军成立了身体功能重建部和康复部，这成为世界上最早的康复机构。同年，美国成立了作业疗法协会，在纽约成立了"国际残疾人中心"。1920 年又成立了美国物理治疗师协会，1922 年建立了国际伤残人协会。这些机构为残疾人制定法律，以保障残疾人的福利和就业。第一次世界大战期间，英国著名骨科专家 Robert Jones 开设了康复车间，对伤员进行职业训练，使他们能重返前线或能回到工厂工作。第一次世界大战和第二次世界大战后遗留了大量的战伤、截肢、脊髓和周围神经损伤的伤残者，以及 20世纪 20—30 年代脊髓灰质炎的流行，使医学上各种功能障碍问题日益突出，越来越引起人们的重视和社会的关注，这促进了康复医学的发展与完善。在康复评定方面，出现了手法肌力检查、电诊断、言语功能评定等方法，在康复治疗方面出现了增强肌力的运动疗法，以及代偿和矫正肢体功能的假肢和矫形器，超声治疗、言语治疗、文娱治疗等方法亦增添到康复治疗中来。1942 年，在美国纽约召开的全美康复会议给康复下了第一个著名的定义：康复就是使残疾人最大限度地恢复其身体的、精神的、社会的、职业的和经济的能力。1943 年，英国发表公告承认康复的概念，1945 年，美国物理医学会成立。在此阶段，康复医学面对的主要病种有骨折、截肢、脊髓损伤、脊髓灰质类后遗症周围神经损伤、脑卒中后偏瘫、小儿脑瘫等。两次世界大战后遗留的伤残又进一步促进了社会对康复医学重要性的认识，从而更加有力地促进了康复医学的形成。康复医学的首批专业杂志也在此时期产生，著名的有《作业治疗与康复》《物理医学文献》，分别于 1922 年和 1944 年开始出版。这些都代表了康复医学学术体系逐步形成。

（三）成熟期（1946—1970 年）

在这一时期，第二次世界大战期间有较多的伤员，伤员需要尽快返回前线；同时慢性患者相对增多，老年病相应增多，以及工伤、交通事故增多，病伤残者要求加快恢复，改善功能以提高生活质量，这使得社会对康复医学的需求大大增加，客观的需要促进了康复医学事业的发展。被尊称为美国康复医学之父的 Howard A. Rusk 博士将第二次世界大战时实行的康复治疗的经验，运用到和平时期，在综合医院设立康复医学科，推行康复治疗如物理治疗、心理治疗、作业治疗、言语治疗、佩戴假肢、矫形支具装配等，大大提高了康复效果。此时的康复治疗已初步贯彻全面康复的原则，即重视身体上和心理上的康复。1948 年，世界物理治疗联合会成立。1948 年，世界卫生组织在其章程中明确提出"健康"的新概念：健康是指身体上、心理上和社会生活上处于完全良好的状态，而不仅仅是没有疾病和衰弱。这一概念强调了全面的康复理念，是康复医学理论基础的一个组成部分。之后，康复医学观念和原则逐步为医学界所认识，从1949 年起，美国住院医师的专科培训增加了康复医学这个学科，同年，美国物理医学会改名为美国物理医学与康复学会。1950 年，国际物理与康复医学学会成立。在此期间，随着科学技术的进步和经济的发展，康复医学作为一门新兴学科迅速成长以回应社会的需求。在学科本身，系统的理论和持有的技术使之已成为一个独立的学科屹立在学科之林。1954 年，世界作业治疗师联合会成立。1955 年，Howard A. Rusk 在美国成立了世界康复基金会(WRF)。1958年,Howard A. Rusk博士主编的重要科学书《康复医学》正式面世。它是康复医学专业第一本权威性的经典著作,一本系统的、完整的教材,内容丰富,包括康复医学的基本理论、康复评定方法、各种康复治疗(物理治疗、作业治疗、言语治疗、假肢及矫形器装配使用、心理治疗)以及各种常见损伤、疾病的康复治疗。该书多次再版,受到全世界康复医学界的推崇。该书在康复医学的人才培养、学科知识普及以及临床康复治疗的指导方面都发挥了重要的作用。同年,世界卫生组织专家委员会注意到康复医学作为一门新学科已越来越显示出它的一些特征;并指出,康复医学研究多种残障的康复问题,从外伤所致的截瘫、颅脑损伤到非外伤性的神经系统残障,如脑性瘫痪以致视力、听力、言语残疾等;又指出,康复是一个复杂过程,需要几个相关专业的治疗人员组成协作组,各自使用本专业技术协同地进行康复治疗,才能收到最好的效果。1960年,国际伤残者康复协会成立,1969年,改称康复国际(RI);同年,国际康复医学会(IRMA)成立。世界卫生组织对康复重新定义:康复是指综合、协调地应用医学的、社会的、教育的、职业的措施,对患者进行训练和再训练,使其能力达到尽可能高的水平。

本阶段,康复医学的概念得以确立,康复医学成为医学领域中一门独立的学科,在教育、职业、社会等康复领域中也形成了制度的、科学的、技术的体系,各部门、领域的配合协作进入了轨道,并有了国际交流,这些都标志着康复医学已经成熟,并已走向世界,逐步得到各国医学界的公认。

(四)发展期(1970年以后)

康复医学学科体系已较完整地确立起来,康复医学的分科已经形成。康复医学在医疗、教育和科研方面都进入了快速发展的时期。在医疗方面,一些发达国家的康复病床、康复医生和康复治疗专业人员的数量都已具有一定的规模,不少康复中心和康复医学科也因成就显著而闻名于世。如由Howard A. Rusk建立的美国纽约大学医疗中心康复医学研究所(IRM),著名的世界物理医学之父Krusen和著名专家Kottke创建的美国明尼苏达大学物理医学与康复医学科,加拿大渥太华皇家康复中心和Lynburst脊髓损伤康复中心,全球闻名的英国治疗师Bobath领导的脑瘫中心(CPC)和世界著名的Stoke Mandeville脊髓损伤中心等。这些都是世界著名的康复医学中心和康复专业人才在教学和科研方面的培训基地,在此期间各国康复专业已有较成熟的毕业前和毕业后的培训方案,世界主要国家已逐步形成各具特色的学历教育与继续教育体系。1973年,美国的《职业康复法》改为《康复法》,将康复对象扩大到不一定能恢复职业能力的重症患者和老年人,这是康复概念的进一步完善。1976年,国际康复医学会发表了《教育与培训》白皮书,其后三次进行修订。目前,美国已有81个康复医师培训点。在康复治疗技术人员培养方面,各相关治疗师学会均提出了相应的专业人员培训标准、制度,设置了相应的培训机构;一些国家和非政府性的国际专业学术组织大力推行康复医学的交流与合作,并加强康复技术的研究和开发。这些都证明了康复医学作为一门成熟的学科所显示的水平和影响,以及在学术上和技术上所取得的进步。

在这一时期,康复医学学科体系已较完整地确立起来,康复医学的分科已经形成,如神经科康复学、儿科康复学、骨科康复学等。以心脑血管病的治疗为例,世界各国正在建立一种以"急诊医院和康复专科医院(康复中心)中的康复机构结合社区康复"为特征的"康复网络"。基于社会发展和经济水平的提高,人类对康复医学的需求不断增加,康复医学服务也已成为不少国家的基本医疗服务内容之一。

计算机工程学等各相关学科的不断渗透与融合,也必将促进康复医学技术的进一步发展。康复医学的理论和原则对保健学、预防学和治疗学产生着影响,与其他临床治疗医学学科也相互渗透。随着计算机技术、工程技术和行为医学向康复医学介入,康复医学的新领域如康复信息学、康复工程学、心理-社会康复学也正在兴起和发展。1982 年,康复医学学科建设在中国开始启动,5 月,Howard A. Rusk 博士率"世界康复基金会代表团"访问中国,介绍康复医学基本理论和方法,促进了康复医学在中国的发展。之后的两次国际康复医学学术交流大会中,他不仅介绍了大量康复医学临床研究的成果,而且展示了在康复医学的基础方面所做的大量研究。这一切再次验证了康复医学作为一门成熟的学科所产生的影响,以及在学术上和技术上所取得的进步。

二、康复医学发展的因素

(一) 现代临床医学发展的必然结果

在现代临床医学水平不断提高的今天,各种传染病已基本得到控制,过去致死率较高的疾病如脑血管意外、心肌梗死、癌症和创伤等的死亡率比以前降低,相当一部分患者能够存活下来,造成慢性病患者、残疾人、老年患者增多,这些患者都或多或少遗留了运动、认知、言语、社交、心理、疼痛等方面的功能障碍而造成生活无法自理,生活质量严重降低。为改善这些功能障碍和提高他们的生活质量,需要康复医学措施,也就是应用物理治疗、作业治疗、言语治疗、心理治疗、康复工程等方法和技术来帮助患者,让他们较好地生存。这一需求促进了康复医学的发展。事实证明,康复医学能明显降低死亡率和提高生存质量。如心肌梗死患者中,参加康复治疗者的死亡率比不参加者低 36.8%。在脑血管意外存活的患者中,进行积极的康复治疗,可使 90% 的患者能重新步行和自理生活,30% 的患者能恢复一些较轻的工作;相反,不进行康复治疗,上述两方面恢复的百分率只有 6% 和 5%,而在死亡率上却会增加 12%。在癌症方面,据统计,在目前不可治愈的患者(约占 60%)中有 60% 可以存活 15 年之久,这些患者或有沉重的思想负担,或需另选职业,或因遗留的慢性疼痛,或身体衰竭而受到折磨;所有这些都需要给予积极的康复措施来解决。在创伤方面,以截瘫为例,患者因残障而成为社会和家庭的负担;由于采取了积极的康复治疗,80% 以上的患者能重返工作和学习。这是康复医学能日益受到社会重视的原因之一。

(二) 工业、交通及文体活动日益发达

工业与交通日益发达以后,工伤和车祸致残的人数比以往增多。这部分残疾人迫切需要积极的康复治疗使他们残而不废。另外,随着经济和生活水平的提高,文体活动蓬勃发展,杂技、体操、跳水、赛车、摔跤等难度较高或危险性大的文体活动,无论在训练和竞赛过程中,每时每刻都有受伤致残的危险,由于这类原因造成残疾损伤的患者,同样需要康复医学来减轻他们受损的功能,使他们重返社会,或使他们残而不废。

（三）应对巨大的自然灾害和战争

目前人类还不能完全控制自然灾害和避免战争，地震、水火灾害和战争都造成了大量残疾人。残疾人中进行积极的康复治疗的和不进行康复治疗的，其结局大不一样。这也是康复医学发展的主要动因之一。

（四）人均寿命延长

随着生活及医疗水平的提高，人类的平均寿命在延长，老年人的比重明显增多，不少国家进入到老龄社会，60％的老年人患有多种老年病或慢性病，迫切需要进行康复医疗，近年来老年康复问题日益突出，这也使得康复医学的重要性更为突出。

（五）科学技术的发展

康复医学是涉及多专业、多领域的综合性医学学科。社会的进步、科技的发展和研究方法的改善，为康复医学的发展与创新提供了技术支持。

当前，随着计算机技术、影像技术、分子生物学技术、工程技术、自动化技术、材料技术等专业和领域的快速发展与应用，康复医学的评定与治疗手段更为先进并呈现多样化，治疗效果也日益提高。如计算机技术的应用，为康复医学研究中的数据处理提供了便捷、高效的帮助，同时还有计算机断层扫描（CT）、磁共振显像（MRI）等非创伤性神经影像学检查为躯体功能的评定及康复治疗提供了技术平台；分子生物学技术的发展，为康复医学基础研究的深入开展，如脑血管病康复中大脑的可塑性研究等奠定了科学的理论基础；工程技术、自动化技术、材料科学与现代康复医学的结合促进了康复工程的发展，如截瘫患者可以借助计算机辅助的功能性电刺激装置完成"行走"，应用特殊材料的人工关节置换后通过康复训练可以恢复下肢的运动功能，现代肌电假肢几乎可以完全模拟和替代正常肢体功能。

（六）社会经济、文化水平的提高

人们的需求是从低水平向高水平逐步增加的。首先是生理需求，其次是安全需求，然后是爱和归属的需求、尊敬的需求，最后是自我实现的需求。在现代社会经济发展、文化科学提高的条件下，人们从治病保命的水平逐渐提高了要求，把过上有意义、有质量的生活作为需求目标。所以，以改善和提高残疾人的生活质量为宗旨的康复医学伴随着经济发展、文化科学的提高而成为人类社会的共同需求。

各国政府对人民健康重视程度的逐步增加，人类社会生产力的不断提高，社会财富日益增多，使得医疗投入的日益增加成为可能。社会保障体系正在逐渐完善，各种医疗保险制度也日益健全和得以实施。从世界范围来看，越是发达国家，其医疗保障体制越是完善，政府和社会对医疗的投入越多。如美国国民的医疗费用开支占 GDP 的比例高达 16％，包括医疗保健在内的社会保障项目已经成为美国政府第二大财政支出项目，规模仅次于军费开支。近年来，随着我国经济总量的逐年增加，政府投入医疗的费用增幅也在逐年加大。这些都间接地促进了康复医学的发展。

三、我国康复医学的发展和现状

（一）康复医学的制度与政策建设

1982 年初，国家卫生健康委员会提出选择若干综合医院和疗养院试办康复医疗机构,通过试点逐步推广需要。1984 年,国家卫生健康委员会再次强调各级卫生部门要重视和支持康复医学工作。

1989 年 11 月,国家卫生健康委员会颁布的《医院分级管理办法(试行草案)》中规定:各级医院均要负责康复服务的任务,包括医院康复和社区康复两个方面,并且规定二、三级医院必须设立康复医学科,属一级临床科室;还具体规定了二、三级医院康复医学科的设置标准和康复医学专业人员的配备要求,一级综合医院应为社区提供康复服务,设立康复医学科门诊、康复站或康复点。

1990 年 12 月,我国第七届全国人民代表大会常务委员会第十七次会议通过了《中华人民共和国残疾人保障法》,该法对于设置康复医疗机构、培养康复专业人才等都做出了明确的规定。

1991 年 7 月,国家卫生健康委员会、民政部、中国残疾人联合会(简称中国残联)联合颁布了《康复医学事业"八五"规划要点》,提出了在"八五"期间康复医学事业发展的基本任务和目标:从我国的国情出发,积极培养康复医学各类专业人员,初步形成一支经过较为系统训练的、与多学科相配套的康复医学队伍,充分发挥城乡医疗网的作用,整顿、充实、提高现有康复医疗机构。

1996 年 8 月,国家颁布了《中华人民共和国老年人权益保障法》,其中对于设置老年人康复设施等也做了规定。

1997 年,国家颁布了《中共中央、国务院关于卫生改革与发展的决定期》,再次强调要积极发展社区卫生服务,积极开展残疾人康复工作。

2001 年,第九届全国人民代表大会第四次会议批准的《中华人民共和国国民经济和社会发展第十个五年计划纲要》重申了"发展康复医疗"的决策。

2002 年 8 月,国务院办公厅转发国家卫生健康委员会、民政部、财政部、公安部、教育部和中国残联六个部委《关于进一步加强残疾人康复工作的意见》(以下简称《意见》),明确提出了残疾人康复工作的总体目标、指导方针、基本原则和加强残疾人康复工作的主要措施。《意见》要求到 2005 年在城市和中等以上发达地区的农村,有需求的残疾人中 70%得到康复服务,在经济欠发达地区的农村达到 50%;到 2010 年,在城市和中等以上发达地区的农村,有需求的残疾人能普遍得到康复服务,欠发达地区的农村达到 70%以上;到 2015 年,实现残疾人"人人享有康复服务"。国家的立法和政府有关部门政策的出台,使我国康复医学事业的发展明确了方向,有了制度保障,也激励了康复医务工作者的积极性,从而使我国康复医学事业得到了更快的发展。

(二)康复医疗机构网的建设及工作成就

现代康复医学自 20 世纪 80 年代初引入我国以来,我国各省、市和自治区陆续建立了一定数量的康复中心、康复医院、康复门诊和荣军康复医院,向病、伤、残者提供康复服务,20 世纪 90 年代初,为落实"八五"规划纲要和综合医院分级管理,各二、三级综合医院都设立了康复医学科和康复医学科门诊,并在近十年内逐步向一级医院扩展;许多疗养院改为康复医院,各地残疾人联合会也纷纷建立康复站康复点,开展残疾人康复服务。同时,还成立了许多专科康复医院、康复中心、康复医学科门诊等。

1986 年,我国开始在一些省、市和自治区进行社区康复试点。近几年来,社区康复机构也迅速发展起来,一些地区的街道、乡村卫生室或卫生所也开展了社区康复工作,有些地区的残联组织直接在社区开设专门的康复医疗服务机构。社区康复可以充分利用和发挥社区基层的人力、物力等资源,既便于开展康复预防工作,又便于群众就近就医和康复;同时又可减轻社会各方面的经济负担,所以受到普遍的欢迎。在大力推进社区康复建设的同时,又积极将康复服务延伸到残疾患者的家庭,借助患者家庭成员帮助患者进行康复活动。

1987年和2006年,我国开展了两次全国残疾人抽样调查。对全国残疾人人数、残疾类型、残疾程度等进行了统计,为开展各项残疾人的事业提供了基本资料。1988—1995年,全国范围内有组织、有计划地开展了"小儿麻痹后遗症矫治手术"、"白内障复明手术"、"聋儿听力语言训练"三项康复治疗。其结果是使107万白内障患者重见光明,36万小儿麻痹后遗症患者经矫治手术改善了功能;另外,三项康复技术在推广过程中,在全国建立了相关的康复技术服务体系,包括白内障复明手术中心2235个、小儿麻痹后遗症矫治手术中心988个、耳聋儿童听力语言训练中心(部、点)1430个,相继将残疾人康复工作内容又扩展到低视力康复、精神病防治康复、智力残疾人康复、用品用具供应服务等多个领域。目前,康复医疗工作已拓展到脑瘫儿童康复训练、成人智力残疾人康复、盲人定向行走训练服务、麻风畸残康复、骨科康复、心肺康复、老年病康复等新领域。社区康复真正成为残疾人康复工作的主要阵地。中西医结合治疗脑血管意外、脑髓损伤、脑性瘫痪等的康复医学研究也取得了较大发展。近年来,该领域的研究已逐步向深层次研究发展,且已取得了令人瞩目的成就;特别是积极地开展的中西医结合的康复医学研究,使中国康复医学在世界康复医学界占有了特殊的地位。

目前,随着我国的三级预防医疗保健网的建立与形成,在康复中心、综合医院和疗养院中设立的康复医学科、社区康复站、社区康复点共同组成了我国独有的康复医疗机构体系和网络,而且网络末梢的康复工作实现了"康复进社区,服务到家庭"。

(三)康复医学教育、培训及其研究工作

人才的培养是学科发展的关键。我国自20世纪80年代初引进现代康复医学以来,积极地进行康复医学专业人才的培养,取得了显著成效。1982年,中山医学院(现更名为中山大学中山医学院)率先成立了康复医学教研室。随后,南京、上海、武汉、北京等地的医学院校也相继成立了康复医学教研室,各种短期培训班开始起步,学习时间从1个月至1年不等。1983年11月,国家卫生健康委员会确定广州中山医学院、南京医学院为康复医学进修教育基地。自1984年国家卫生健康委员会要求全国高等医学院校开设康复医学课程以来,我国康复医学专业人才培养经过了从短期培训到学历教育,从摸索培养到规范教育的发展历程。

自20世纪90年代初,国内开始出现中专、大专、本科、硕士及博士多个层次的康复治疗等多个专业的康复医学教育,如原中山医科大学(现更名为中山大学中山医学院)、南京医科大学、安徽医科大学等院校开设的五年制本科及三年制大专康复治疗专业。2000年以后,康复治疗专业开始纳入国家全日制高等教育计划,开始有了不同层次康复治疗教育的统一的教学计划、教学大纲和教材;有关部门和组织制订了康复治疗技术岗位的任职要求,并对未来10年我国康复治疗技术人才需求情况进行了预测,还提出了本科康复治疗专业教育设置条件以及康复治疗专业技术人才准入标准等。国家卫生专业技术资格考试也开设了康复治疗专业的专业技术资格考试。2004年,华中科技大学同济医学院与香港理工大学联合举办两年制康复治疗师硕士班,培养了一批掌握现代最新康复治疗技术及理念的高级康复治疗师。目前,我国开办康复治疗(技术)专业的本科、大专和中专院校有 100 余所。培养硕士、博士研究生的院校有 10 余所。康复医学是新兴的医学学科,我国的康复医学事业起步较晚,经过 20 余年的快速发展,康复医疗机构的发展速度快于康复医学专业人才的培养速度,使康复医学专业人才在我国严重不足,因此加强康复医学教育事业的发展也是我国康复医学工作的重要内容之一。

据调查,我国现有康复治疗师 5600 多人,对于我们这样一个拥有 6000 多万残疾人的大国(总人口数约为 13 亿),康复治疗师的拥有率只有 0.4 名/10 万人口,而发达国家这一数字已经达到 30～70 名/10 万人口,参照这一比例测算,我国康复治疗专业人员的需求量至少为 30 万～40 万人。按照国家卫生健康委员会的标准,康复医师与康复治疗师人数的比例要求达到 1∶2(西方发达国家达到了 1∶5～1∶10)。并且我国的现状是康复医师多、康复治疗师少,比例失调。大部分康复机构现有的治疗师也未严格进行分科或细分专业,阻碍了康复医疗发展的深入和质量的提高。许多康复医学科的医生均为从其他专业的临床医生转科而来,他们临床经验虽然丰富,但康复专业知识不足,需要经过康复医学专业人员必备的专科训练。这些都给我国当前的康复医学专业人才培养提出了更高的要求。

2011 年 12 月 6 日,中国残疾人联合会与世界卫生组织、世界银行在北京共同举办"《世界残疾人报告》及《社区康复指南》中国发布会"。《世界残疾人报告》和《社区康复指南》是为了配合联合国《残疾人权利公约》在各国实施,由世界卫生组织、世界银行、国际劳工组织以及联合国教科文组织(联合国教育、科学及文化组织)共同发布的。在世界总人口中,大约 15% 的人有某种形式的残疾,其中 2%～4% 的人面临严重的功能性障碍。在 20 世纪 70 年代,世界卫生组织估计,全球残疾率约为 10%,而最新的估计高于此数。造成全球残疾率(估计数)上升的原因是人口老龄化和慢性病迅速蔓延,以及残疾衡量方法的改进。

世界卫生组织、世界银行联合撰写的首份《世界残疾人报告》审查了关于世界各地残疾人状况的证据。报告首先介绍了残疾情况和残疾衡量方法,然后专章阐述了健康、康复、协助和支持、创造有利环境、教育以及就业等专题。每章论述了所面临的障碍,并进行了案例研究,说明一些国家如何通过推广良好做法成功地克服了这些障碍。报告最后一章提出了九项具体的政策和行动建议,如果落实这些建议,即可切实改善残疾人的生活。

(四) 学术组织的建立,康复专业著作、期刊的出版

1983 年,国家卫生健康委员会批准成立了"中国康复医学会(CARM)",这是我国第一个康复医学专业学术团体。该学会目前已有康复医学教育、康复治疗等 21 个二级专业委员会。26 个省、市、自治区也建立了省级的康复医学会。

1984 年,我国成立了"中国超声医学工程学会"。

1985 年,"中华理疗学会"更名为"中华物理医学与康复学学会"。

1986 年,中国残疾人联合会成立了"中国残疾人康复学会",下设了 14 个康复专业委员会。

1988 年,民政部成立了"全国民政系统康复医学研究会"。

多年来,这些康复医学专业学会不断在康复医学的领域深入与推广,如在组织康复医学工作者开展学术交流、为专业人员提供技术研究培训、传播学科信息、康复医学教育等方面做了大量的工作,成为我国康复医学事业发展的重要推动力量。国内各康复学术组织、科研机构、高等院校,以及国内知名专家主持编写了一些专业著作和专业期刊。1984年出版的《康复医学》是我国第一部康复医学的专著;此后又出版了一批大型综合性康复医学专著,如《中国康复医学》、《实用康复医学》、《中国医学百科全书·理疗学分卷》、《电疗与光疗》、《康复医学理论与实践》等,还有专科性康复医学专著,如《偏瘫的现代评价与治疗》、《康复评定学》、《现代康复护理》等。1986年,《中国康复医学杂志》创刊,随后又有《中国康复理论与实践》、《中国临床康复》、《中华物理医学与康复》、《中国康复》、《心血管病康复医学杂志》等专业期刊相继创刊。

(任春晓)

任务三　康复医学的内容

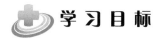

学习目标

知识要求

1. 掌握康复医学的内容、康复治疗的主要技术。

2. 熟悉物理治疗、作业治疗的概念。

3. 了解临床常见疾病康复的病种。

能力要求

1. 能够明确物理治疗的分类和作用。

2. 能够明确作业治疗的应用。

　案 例 导 入

　　患者,男,60岁,临床诊断为左侧脑梗死,病程2个月。经临床治疗病情缓解,但右侧肢体功能改善不明显,为求右侧肢体功能改善,患者转入康复医学科治疗。查体:患者神清,言语不清,智力、记忆力、计算力降低,右侧上肢近端肌力2级、远端0级、右下肢肌力3级,右侧面部痛觉消失,吞咽反射消失。右半身深、浅感觉消失,生理反射减退,右侧病理反射阳性。坐位平衡较差,无站立平衡,右肩关节半脱位。既往有高血压病史15年,血压控制不良。

　　问题:对于该患者可以实施哪些康复治疗技术?

康复医学是一门综合性的医学学科,有专门的理论基础和治疗技术。其主要内容包括康复基础学、康复预防、康复评定、康复治疗、常见疾病康复和社区康复。

一、康复基础学

(一)康复医学基础

康复医学基础是康复医学的理论基础,是实施康复治疗的基础,重点是与康复功能训练有关的人体解剖学、生理学、运动学、人体发育学、残疾学等。

(二)人体解剖学

人体解剖学是研究正常人体形态结构的科学,可以分为系统解剖学和局部解剖学。系统解剖学是按人体的器官功能系统阐述正常人体器官形态结构、相关功能及其发生和发展规律的科学,是康复医学重要的基础学科之一。康复基础所涉及的主要有运动系统、神经系统、循环系统、呼吸系统、内分泌系统、泌尿生殖系统等。局部解剖学是研究人体中局部器官的形态结构。

(三)生理学

生理学是以生物机体的生命活动现象和机体各个组成部分的功能为研究对象的一门科学。它研究生命活动的新陈代谢、生物体对外界环境变化的反应和兴奋性及生殖。康复基础所涉及的主要是神经生理、肌肉骨骼生理、心肺生理和功能恢复机制等。

(四)运动学

运动学是理论力学的一个分支学科,它运用几何学的方法来研究物体的运动,主要研究质点和刚体的运动规律。人体运动学是研究活动时机体各系统生理效应变化的科学,以生物力学和神经发育学为基础,以作用力和反作用力为治疗因子,以改善身、心功能障碍为主要目标。包括人体的功能解剖学、生物力学和部分运动生物力学的内容。

(五)人体发育学

人体发育学属于发育科学的分支领域,是一门新的学科,是研究人体发生、发育全过程及其变化规律的科学,包括对人生各个阶段的生理功能、心理功能、社会功能等方面的研究。其研究包括人体的发生、发育、成熟及衰退这一人生轨迹的全过程。

(六)残疾学

残疾学是康复医学的核心内容,是研究残疾的各种原因、流行、表现特点、发展规律、后果与评定、康复与预防的学科。康复医学的主要对象是残疾人,其目的是使残疾人丧失或受损的功能得到最大限度的恢复、重建或代偿。现代康复医学的发展建立在对残疾学研究的基础上。康复医学的发展也是以对残疾的深入研究为基础的。残疾学是康复医学的重要组成部分之一。

二、康复预防

康复预防,又称残疾预防,是指在不同层次的残疾发生前后采取相应措施,防止残疾的发生或者减轻残疾的严重程度。康复预防可分为三级预防,即一级预防、二级预

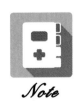

Note

防、三级预防三个层次。随着医学模式的转变、康复新概念的出现及全面康复理念的应用,康复预防成为康复医学重要的一部分。

三、康复评定

康复评定是指对残疾人的功能状况进行评定,是收集评定对象的病史和相关资料,提出假设,实施检查和测量,对功能障碍的性质、部位、范围、严重程度、发展趋势、预后或转归进行比较、综合、分析、解释,最后形成结论和障碍诊断的过程。康复评定又称为功能评价,是现代康复医学的重要组成部分。康复评定是实现康复目标和实施康复治疗的基础,它贯穿于康复治疗的全过程,可分为初期、中期和末期评定。

康复评定的主要内容包括肌力评定、关节活动度测定、步态分析、运动功能评定、日常生活活动能力评定、认知功能测定、言语功能评定、心理功能测定、环境评定及职业康复评定等。

四、康复治疗

康复治疗是康复医学的主要内容之一,是促进伤、病、残者身心功能康复的重要措施,是康复医学治疗手段的特征之处。康复治疗以功能障碍为中心,以病、伤、残者的功能障碍的恢复为目标,运用各种康复治疗技术,改善功能状态。在实施康复治疗的过程中根据康复评定的结果来制订康复目标和设计治疗方案,然后综合、协调地运用各种康复治疗技术来完成治疗。康复治疗技术的种类较多,常用的治疗方法有物理治疗、作业治疗、言语治疗、心理治疗、康复工程和中医康复治疗等。

(一) 物理治疗(physical therapy,PT)

物理治疗是利用声、光、电、磁、水、蜡等各种物理因子和通过徒手或借助器械治疗病、伤、残的方法。包括物理因子治疗和运动治疗。

1. 物理因子治疗

利用电、光、声、磁、冷、热、水、蜡和力等物理因子治疗的方法,简称理疗。这些物理因子治疗对炎症、疼痛、痉挛和局部血液循环障碍有着较好的改善效果;压力可防止瘢痕的增生,局部冷疗对关节病和急性损伤有效。近年来,经皮神经电刺激(TENS)、功能性电刺激(FES)以及生物反馈疗法(BF)在促进神经生长、镇痛、恢复肢体功能等方面的应用更加广泛。

2. 运动治疗

以生物力学和神经发育学为基础,通过徒手或借助器械让患者进行主动或被动运动以改善功能的方法。运动疗法是针对患者机体障碍状况,选用合适的运动训练方式,促使患者受损伤的功能最大可能恢复的主要康复治疗技术之一。运动疗法强调应用力的作用,通过手法操作、医疗体操以及器械锻炼等方式改善或代偿躯体功能。各种改善功能的运动方法包括体位变换、姿势改善、关节活动度和肌力的维持与增强、改善或增强运动的协调性、改善机体平衡等,这些能有效地、针对性地、循序渐进地改善丧失或减弱的运动功能,运动疗法也利于预防和治疗肌肉萎缩、关节僵直、骨质疏松、局部或全身畸形等并发症。

（二）作业治疗（occupational therapy，OT）

作业治疗是为患者的功能恢复，有针对性地在日常生活、职业劳动、文娱活动和认知活动中选择一些作业进行训练，使患者缓解症状、改善功能的治疗方法。作业治疗的内容包括日常生活活动训练、认知训练、感觉统合训练、手功能训练、职业能力训练、矫形器和自助具的制作以及家庭工作环境的设计改造等。如在日常生活方面选进食、梳洗、穿衣、从床上转移到轮椅上等活动，在职业劳动方面选做木工、纺织、刺绣、工艺品制作等，在文娱活动方面选做七巧板、书法绘画、棋类等。对活动困难的患者，还要为他们制作自助具。对装配假肢和使用矫形器、轮椅等的患者，要训练他们学会使用等。

具体来说，作业治疗是在人体工效学和职业功能评定的基础上，进行日常生活活动训练、认知训练、感觉统合训练、手功能训练、职业能力训练、矫形器和自助具的制作以及家庭工作环境的设计改造等。作业治疗的主要目的是改善躯体功能，改善心理状态，学习和获得新的技能，提高日常生活能力，利用环境改造以达到减轻残疾、增强职业能力、提高生活质量的目的。

（三）言语治疗（speech therapy，ST）

言语治疗是对有言语障碍的患者实施的一种治疗。言语治疗是对脑外伤、脑卒中后或小儿脑瘫等引起的语言交流障碍的患者进行评定，并进行训练和矫治。常见的言语障碍有听觉障碍、语言发音迟缓、失语症、言语失用、构音障碍和口吃。言语治疗通过对言语功能的评定，明确诊断，决定治疗的方案和具体计划，再针对性地选用语言康复治疗方法恢复其交流功能。言语治疗的目的是改善言语功能，手段是言语训练，或借助于交流替代设备如交流板、交流手册、手势语等。

针对轻度言语功能障碍患者可以进行发音器官练习、构音练习、单音刺激、物品命名练习、读字练习、情景会话练习等方法，恢复和改善患者的语言交流能力；针对重度言语功能障碍的患者，可以进行言语代偿交流方法的训练，如交流板、交流册、手势语等。增强交流能力。

（四）心理治疗（psychological therapy）

心理治疗又称为精神治疗，是应用心理学的原则和方法，通过治疗者和被治疗者的相互作用，对患者的心理异常进行诊断和矫正的方法。多数身有残疾的患者常因心理创伤而存在异常的心理状态，心理治疗是通过观察、谈话、实验和心理测验（性格、智力、意欲、人格、神经心理和心理适应能力等）对患者进行诊断，再进行心理咨询和心理治疗。常用的心理治疗方法有精神支持疗法、暗示疗法、行为疗法、松弛疗法、催眠疗法和音乐疗法等。

心理治疗的作用是通过言语、表情动作、行为来向患者施加心理上的影响，解决心理上的矛盾，达到治疗疾病的目的。

（五）康复工程（rehabilitation engineering，RE）

康复工程是工程学在康复医学领域的应用，是应用现代工程学的原理和方法，研制康复器械以减轻、代偿或适应患者残疾，弥补功能缺陷，使患者能最大限度地实现生活自理和回归社会。康复工程的内容包括康复评定设备、功能恢复训练器械、假肢、矫形器等功能代偿用品、功能重建用品、康复工程材料、装饰性假器官、无障碍建筑的设计等。

（六）中医康复治疗（Chinese traditional rehabilitation therapy）

中医康复治疗也称中医康复疗法，是发挥中国传统医学的优势，以中医的理论为依据，将中药、针灸、推拿按摩、气功、武术、五禽戏、八段锦等治疗手段合理地应用于治疗中，促进功能康复。中医康复治疗在调整机体功能、疼痛处理与控制、身体平衡和协调功能改善，以及运动养生和饮食养生等方面具有独特的作用。

（七）文体治疗（recreation therapy）

文体活动不但可以增强肌力和耐力，改善平衡和运动协调能力，而且还可增强自信心。患者选择一些力所能及的文体活动进行功能训练，在娱乐和竞争中其能得到恢复。

（八）康复护理（rehabilitation nursing）

康复护理是用护理学的方法照料残疾人，除治疗护理手段外，采用与日常生活活动密切相关的运动治疗、作业治疗的方法，帮助残疾人进行自理生活功能训练。康复护理不同于治疗护理，其突出的特点是千方百计地使残疾人从被动地接受他人的护理转变为自我护理。

五、常见疾病康复

康复医学的具体对象是临床医学各学科中患病后遗留的暂时性好永久性残疾的所有患者。各临床学科的系统疾病在所有阶段都可以有康复的介入。康复介入得越早，结局越好。目前形成了多个临床康复亚专业，康复医学主要涉及的疾病类别见表1-1。

表 1-1　康复医学主要涉及的疾病类别

神经疾病的康复	骨关节肌肉伤病的康复	慢性疼痛的康复	心、肺内脏疾病的康复	其他
脑血管意外	颈肩痛	慢性疼痛综合征	冠心病	肿瘤
脑外伤	腰腿痛	癌症疼痛	高血压病	艾滋病
脊髓损伤	关节炎和关节病		慢性阻塞性肺气肿	精神疾病
儿童脑瘫	骨质疏松症		糖尿病	烧伤
周围神经疾病	骨折后		周围血管疾病	肥胖
帕金森病	运动损伤			听力及语言障碍
	关节置换术后			视力障碍
	截肢			智力障碍
	手外伤			

六、社区康复

社区康复又称基层康复,是在社区范围内,依靠社区的领导和行政组织,社区的人力、财力、物力、信息和技术等资源,在基层条件下以简便实用的方式向残疾人提供必要的医疗、教育、职业和社会康复服务,使他们得以全面康复,重返社会。社区康复是世界卫生组织在 20 世纪 70 年代所倡导的一种行之有效的康复服务形式。

社区康复是以基层社区为基础,实行中央、省市、社区三级负责,面向大多数康复对象提供有效可行的康复服务。社区康复应当贯彻全面康复的原则,为残疾人提供医疗的、教育的、职业的和社会的多种康复。同时依靠社区的力量进行残疾预防工作,开展预防接种、环境卫生、保健咨询、营养卫生、安全防护措施及卫生宣传教育等工作。社区康复的精髓在于"社区组织、社区参与、社区支持、社区受益",也就是将康复落实到社区。这是实现残疾人"人人享有康复服务"目标的重要保障措施。

（盛幼珍）

学习检测

一、选择题

1. 下列关于康复的内涵错误的是（　　）。

A. 康复的对象包括急性期有功能障碍的患者

B. 康复的措施是多方面的

C. 康复的目标是重返社会

D. 康复仅仅侧重躯体上的功能障碍

2. 康复措施不包括（　　）。

A. 医疗康复　　　　B. 教育康复　　　　C. 职业康复　　　　D. 宗教康复

3. 康复的对象主要是指（　　）。

A. 急症患者　　　B. 病情稳定患者　　　C. 痊愈后患者　　　D. 功能障碍患者

4. 康复的最终目标不包括（　　）。

A. 痊愈出院　　　B. 提高生活质量　　　C. 功能恢复　　　D. 回归家庭和社会

5. 医学的四大分支不包括（　　）。

A. 康复医学　　　B. 保健医学　　　C. 预防医学　　　D. 疾病医学

6. 现在康复医学引入中国的时间（　　）。

A. 20 世纪 30 年代　　　　　　　B. 19 世纪 80 年代

C. 20 世纪 80 年代　　　　　　　D. 20 世纪 40 年代

7. 我国第一个康复医学专业的组织是（　　）。

A. 中国康复医学会　　　　　　　B. 中国理疗学会

C. 康复医学研究会　　　　　　　D. 中国康复协会

8. 康复医学的主要内容不包括（　　）。

Note

A. 康复基础学   B. 康复评定学   C. 康复治疗学   D. 社会康复

9. 康复医学的主导是(   )。

A. 最大限度地恢复功能   B. 回归家庭和社会

C. 生活自理   D. 功能恢复和残疾预防

10. 康复医学发展的动因不包括(   )。

A. 现代临床医学发展的必然结果   B. 工业、交通及文体活动的日益发达

C. 应对巨大自然灾害和战争   D. 历史发展的必然结果

11. 康复治疗的主要手段包括(   )。

A. 理疗、针灸、作业治疗、体疗

B. 物理治疗、作业治疗、言语治疗、心理治疗、康复工程

C. 医疗康复、职业康复、教育康复、心理康复、社会康复

D. 理疗、言语治疗、作业治疗、患者教育、心理治疗

12. 物理治疗包括(   )。

A. 运动疗法和物理因子疗法

B. 电疗和手法按摩

C. 声、光、电、磁、水、蜡等物理因子疗法

D. 运动疗法、物理因子疗法和矫形支具使用

13. 关于作业疗法,说法错误的是(   )。

A. 是针对病、伤、残者的功能障碍,指导患者参与选择性、功能性活动的治疗方法

B. 强调患者的主动参与

C. 以人体工效学和职业功能测试为基础

D. 不包括环境改造

14. 不属于康复工程范畴的是(   )。

A. 假肢   B. 矫形器   C. 矫形手术   D. 环境改造

15. 针对轻度言语功能障碍患者,训练方法不包括(   )。

A. 发音器官练习   B. 物品命名练习

C. 交流板使用   D. 情景会话练习

习题答案

二、综合讨论题

1. 请阐述康复与康复医学的内涵。

2. 康复医学的服务对象有哪些?

3. 阐述我国康复医学的发展与现状。

4. 简述我国康复医学的发展动因。

5. 学好康复医学,成为一名优秀的康复治疗师,我们需要掌握哪些方面的知识和技能?

三、案例分析题

张先生,56 岁,临床诊断为脑出血,病程为 45 天。初期症状及体征:意识清楚,言语不清晰,语言理解能力差,可简单交流,失写,右侧上肢近端肌力 3 级,远端 0 级,右下肢肌力 4 级,右侧面部痛觉消失,吞咽反射消失。右半身深、浅感觉消失,生理反射减退,右侧病理反射阳性。坐位平衡较差,无站立平衡,右肩关节半脱位。

Note

分组讨论：

1.对该患者还可以进行哪些方面的评定？

2.该患者近期和中期的康复目标是怎样的？

3.对该患者应实施哪些康复治疗？

项目二 康复医学在现代医学中的地位和效益

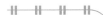

本项目 PPT

任务一 康复医学在现代医学中的地位

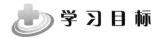 学习目标

知识要求

1. 掌握健康的定义。

2. 熟悉现代医学模式的内容。

3. 了解 ICF，国际功能、残疾和健康分类的关系。

能力要求

1. 对 ICF 分类标准明确了解。

2. 对现代医学模式转变过程进行分析。

 案 例 导 入

由人类健康出现问题的处理方式逐步引入怎样对待健康问题的思考。

问题：常见的四大医学包括哪些？

健康是指一个人在身体、精神和社会等方面都处于良好的状态。健康包括两个方面的内容：一是主要脏器无疾病，身体形态发育良好，体形均匀，人体各系统具有良好的生理功能，有较强的身体活动能力和劳动能力，这是对健康最基本的要求；二是对疾病的抵抗能力较强，能够适应环境变化、各种生理刺激以及致病因素对身体的作用。传统的健康观是"无病即健康"，现代人的健康观是整体健康。世界卫生组织提出，健康不仅是躯体没有疾病，还要具备心理健康、社会适应良好和有道德。因此，现代人的健康内容包括躯体健康、心理健康、心灵健康、社会健康、智力健康、道德健康、环境健康等。

Note

医学模式

医学模式(medical model)又叫医学观,是人们考虑和研究医学问题时所遵循的总的原则和总的出发点,即人们从总体上认识健康和疾病以及相互转化的哲学观点,包括健康观、疾病观、诊断观、治疗观等。它影响着某一时期整个医学工作的思维及行为方式,从而使医学带有一定的倾向性、习惯化了的风格和特征。医学模式已由生物医学模式转变为生物-心理-社会医学模式。医学心理学正是适应这一转变而逐步发展、完善起来的。

(一)传统医学模式

传统医学模式是生物医学模式,即将医学服务对象视为一个患病的生物体。随着科学技术的进步,医学的研究逐渐从宏观步入微观,并已进入分子水平,这样使人们逐渐产生了一种观念,即认为人体只不过是一部精密的机器,疾病则是某一部件出现故障和失灵,医生的工作就是修补和完善。19世纪以来,随着哈维(Harvey)的实验生理学和魏尔啸(Virchow)的细胞病理学的出现,以及解剖学、生理学、微生物学和免疫学等生物科学体系的形成,加上外科方面消毒和麻醉技术的出现,向人作为"人体机器"的观点注入了新的研究成果,于是生物医学模式诞生了。医学模式的演变:神灵主义医学模式→自然哲学的医学模式→机械论的医学模式→生物医学模式。

(二)现代医学模式

20世纪70年代,美国精神病专家G.L.Engle提出生物-心理-社会的新医学模式,并迅速得到认可,成为现代医学的指导思想。新的医学模式强调整体医学观,不仅从生物、生理、病理上考虑伤病者的医疗,还应从相关的内部(个人)和外部(环境)因素考虑。康复医学的内涵与新医学模式一致。G.L.Engle指出:为了理解疾病的决定因素,以及达到合理的治疗和卫生保健模式,医学模式必须考虑到患者、患者生活的环境以及由社会设计来对付疾病的破坏作用的补充系统,即医生的作用和卫生保健制度。这就是说,人们对健康和疾病的了解不仅仅包括对疾病的生理(生物医学),还包括患者(心理因素)、患者所处的环境(自然和社会因素)和帮助治疗疾病的医疗保健体系(社会体系)。

(三)国际功能、残疾和健康分类

国际功能、残疾和健康分类(international classification of functioning, disability and health, ICF)是21世纪康复医学领域最重要的关键词。ICF是世界卫生组织推行的第二本字典,是世界各国进行相关功能、残疾和健康问题研究的共同语言和工具。ICF采用核心组合的方式,在特定健康问题和特定环境的前提下,作为康复临床和科研评定以及医保的基本工具。

1. ICF的结构

分为功能和残疾、背景性因素两大部分。

(1)功能和残疾:包括身体结构和功能、活动和参与。身体功能和身体结构是两个不同但相互平行的部分。身体功能如"视功能",在身体结构则为"眼及其相关结构"。

结构的损伤可以包括解剖结构的畸形、缺失或身体结构的显著变异。当存在某种损伤时,可能有身体功能或结构失常,但也可能与其他各种疾病、障碍或生理状态有关。

活动是由个体执行任务或行动,参与是投入到生活情景中。活动受限是个体在进行活动时可能遇到的困难,参与局限是个体投入到生活情景中可能遇到的问题。活动和参与的领域包括全部生活领域:学习和应用知识、一般任务与要求、交流、活动、自理、家庭生活、人际交往和联系、主要生活领域、社区、社会和公民生活等方面,即从基本的学习或观察到较复杂的领域如人际交往或就业。

(2)背景性因素:代表个体生活和生存的全部背景,包括环境因素和个人因素。

环境因素构成了人们生活和指导人们生活的自然和社会环境。这些因素对个体而言是外在的,对个体的活动表现、活动能力以及身体结构和功能会产生积极或消极的影响。

环境因素的两个不同层面包括:①个体:个体所处的现实环境,如家庭、工作场所和学校等。包括环境的自然和物质特征,以及直接接触人群,如家人、同事和陌生人等。②社会:社会结构、服务机构和社区体制均会对个体产生影响。包括与工作环境有关的组织、服务机构、社区活动、政府机构、通讯和交通服务部门以及法律、条例,正式或非正式的规定、态度和意识形态等。

个人因素:包括性别、种族、年龄、其他健康状况、生活方式、习惯、教养、应对方式、社会背景、教育、职业、过去与现在的经历、总的行为方式和性格类型、个人心理优势和其他特征等,所有这些因素或其中的任何因素都可能在任何层次的残疾中发挥作用。ICF 未对个人因素进行分类。

2. ICF 的理论模式

包括功能与残疾模式、医学和社会模式。

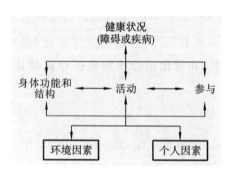

图 2-1　ICF 成分间的交互作用示意图

(1)功能与残疾模式:ICF 将功能和残疾分类作为一种交互作用和演进的过程,提供了一种多角度方法。为了将当前有关各种构成成分间的交互作用以形象的方式展示出来,制作了 ICF 成分间的交互作用示意图(图 2-1)。例如,患者可能有损伤而没有能力受限(如麻风病可导致毁容但对个人能力没有影响);有活动表现和能力受限但没有显著的损伤(如许多疾病可能降低日常活动表现);有活动表现受限但没有损伤和能力受限(如 HIV 阳性个体或患精神病后康复出院的患者可能在人际交往或工作时面对污名或歧视);在无辅助的情况下有能力受限,但在现实环境中活动表现没有问题(如存在活动受限的个体可以通过社会提供的技术帮助而到处活动)。

(2)医学和社会模式:医学模式认为残疾是有关人的问题,是直接由疾病、创伤或其他健康状况造成的结果,应对残疾的重点是治疗或个体的调适和行为改变。社会模式认为残疾主要是由社会引发的问题,而且基本上是个体难以充分融入社会的问题。残疾不仅是个体的属性,而且是多种条件的复杂集合,其中的许多问题是由社会环境造成的。所以,控制这种问题需要社会行动,从大范围讲这是社会的责任,社会需要对环境做出必要的调整以便残疾人充分参与到一切社会生活领域,要求社会改变其态度或观念,这是一种人权问题。

3. ICF 的使用

ICF 用通用尺度对三个成分(身体结构和功能、活动和参与、环境因素)进行量化评定。有问题就表述为残损、活动受限、参与局限或障碍。使用者应通过世界卫生组织及其合作中心网络的培训。

WHO 为了方便应用 ICF,制订了临床检查表(check list)。WHO 目前正组织各方力量研究,对各种常见疾病的功能障碍制订“核心功能组合”(core set),以资记录、对比。现已经对慢性阻塞性肺疾病、慢性缺血性心脏病、糖尿病、下背痛、类风湿关节炎、脑卒中、乳腺癌、骨关节炎、骨质疏松、肥胖、抑郁、慢性广泛痛 12 种病症制订了核心功能组合,并在继续扩展制订脊髓损伤、颅脑损伤等核心功能组合。

（卢　哲）

任务二　康复医学与其他医学学科的关系

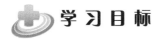

学 习 目 标

知识要求

1. 熟悉康复医学与预防医学的关系。

2. 了解康复医学与临床医学的关系。

能力要求

1. 了解四大医学的分类。

2. 比较临床医学与康复医学的关系。

世界卫生组织将康复医学、临床医学、预防医学、保健医学作为现代化医院的基本功能。这四个学科不是以时间划分的阶段关系,而是互相关联、互相交错、四环相扣的关系。

一、康复医学与预防医学

通过积极的措施,例如健身锻炼和合理的生活习惯,防止各种疾病的发生,从而减少功能障碍的可能性,这是康复医学的一级预防。许多疾病在发病后,需要积极的康

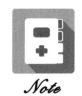

复介入,以预防继发性功能障碍或残疾的发生,这是康复医学的二级预防;已经发生功能障碍后,可以通过积极的康复锻炼,防止功能障碍的加重或恶化,这是康复医学的三级预防。康复医学与预防医学三级预防的概念一致。

二、康复医学与临床医学

康复医学与临床医学的关联不仅在于康复治疗过程经常需要同时进行临床治疗,而且临床治疗过程也需要康复治疗积极地介入。例如心肌梗死、脑卒中、脑外伤、脊髓损伤等患者均需要早期活动和功能锻炼以缩短住院时间,提高功能恢复的程度。综合医院康复医学科的生命力就在于积极渗透到疾病早期治疗,使其成为医院工作的基本组成部分。临床医学与康复医学在疾病急性期和亚急性期总是相互交织。

康复医学作为一门独特的学科,和临床医学有一定的区别(表 2-1)。第一,康复医学主要研究对象是功能障碍的人;临床医学主要研究的是一般疾病的患者。第二,临床医学和康复医学所使用的手段不一样,康复医学采用的康复训练,主要是平时的物理治疗、作业治疗、言语治疗和心理治疗,然后辅助一些矫形器还有假肢再配以使用的药物甚至手术;临床医学主要采取的是药物治疗和手术治疗,可以说康复医学是临床医学的辅助。第三,目标是不一样的,康复医学的目的是改善功能,回归家庭,回归社会;而临床医学的目的主要是针对疾病。康复医学和临床医学虽然说是两个不同的学科,但是两者相辅相成。其实每种疾病在发病的过程中都存在一个康复的过程。打个最简单的比方,一般人都有个感冒的过程,感冒→发烧→住院→回家休息→一星期内还是不能马上正常上班,这个过程往往需要康复早期介入。康复医学是一种理念,也是一种意识,更是一种指导思想;它以提高全民的生存质量并使其最终融入社会为目标。

表 2-1 康复医学与临床医学的比较

比较项目	临 床 医 学	康 复 医 学
核心理念	以人体疾病为中心	以人体运动障碍为中心
医学模式	强调生物医学模式	强调生物-心理-社会医学模式
工作对象	各类伤病患者	各类病、伤、残者
临床评估	强调疾病诊断和系统功能	强调躯体、心理、生活、社会独立功能
治疗目的	以疾病为核心,强调去除病因、挽救生命,逆转病理和病理生理过程	以功能障碍为核心,强调改善、代偿、替代的途径来改善躯体、心理功能,提高生活质量,回归社会
治疗手段	以药物和手术为主,强调医护者的作用	以非药物治疗为主,强调患者主动参与和合理训练
工作模式	专业化分工模式	团队模式

(卢 哲)

任务三　康复医学的效益

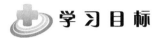

学 习 目 标

知识要求

1.掌握康复医学的社会效益。

2.熟悉康复医学的经济效益。

3.了解康复医学的功能效益。

长久以来,医疗价值都以治愈为标志,以挽救生命、去除病因、逆转病理和病理生理为主要目标。为此将病情转归分为治愈、好转、不变和恶化。这在传染病为主要疾病谱的年代无疑是合理的。但是历史的车轮在不停地向前滚动,医疗价值的基本理念也不断地升华。如今多数疾病的转归已经不可能简单地以治愈为结局。大多数疾病的发病原因与环境、心理、行为、遗传、衰老等有关,其病因不可能轻易去除,其病理和病理生理改变也不可能彻底逆转。新型的康复医学价值观使我们正确认识康复的意义,为我们更好地利用康复提供了动力。

一、康复医学的功能效益

生命在于运动。运动功能是生物活性的标志,也是人体脏器、组织和系统功能最突出的外部表现。

1.治疗效应的维持与消退

1次足够强度的运动训练的效应可能维持2～3日,运动训练的效应明确显现一般需要2周训练的积累,而运动治疗所积累的效应在停止训练后将逐渐消退。维持训练效应的唯一方式是持续进行运动治疗。

2.行为模式价值

康复治疗是改变个人不良行为的重要方法,因此保持良好的运动锻炼习惯,是改变行为模式的重要基础。例如规律运动对戒烟的价值已经得到研究证实。

3.康复预防价值

康复治疗是预防疾病的基本途径之一。例如有氧训练不仅用于冠心病的治疗,而且有助于预防冠心病再度发作。

4.主动参与

运动时患者的主观能动性或主动参与是决定运动疗法效果的关键。

(1)运动中枢调控:大脑运动皮质在长期康复训练后,会发生功能性重塑或神经联络增强。例如长期进行特定的动作可以促进运动条件反射的形成,从而提高运动控制的效率,相对降低定量运动的能耗。

Note

（2）神经元募集：由于神经元的募集是中枢神经功能的表现，患者的主动参与是保证神经元募集的前提。

（3）心理参与：主动参与本身是心理状态的反映，也是改善心理功能的主动措施。

5. 全面锻炼

人体的功能障碍是多器官、多组织、多系统功能障碍的综合，康复的目标应包括心理、职业、教育、娱乐等多方面，最终目标是重返社会。因此康复治疗应该全面审视，全面锻炼。由于康复治疗的特性，不可能用一种方式涵盖所有的锻炼目标，因此需要强调全面锻炼的原则。

（1）功能障碍的多维性：功能障碍多数是综合性、联合性的。例如心衰患者不仅心功能减退，还有肌肉、骨关节和心理等方面的异常。康复训练的方法和目标不仅要考虑心功能，也要兼顾其他系统功能。

（2）功能恢复的多渠道：康复治疗的基本途径包括改善、代偿、替代，因此运动疗法也表现为同样的特征。

（3）锻炼手段的多样性：康复治疗有多种方式，在训练时加以综合应用，有利于提高训练效果，也有利于提高训练兴趣。

临床医学和康复医学共同的目标是改善功能，但是途径和理念有所区别。

临床医学针对的是疾病，强调去除病因，逆转病理或病理生理异常。临床治疗后器官和系统功能主要依赖自然恢复。但是多数疾病难以彻底去除病因和逆转病情。所谓"治愈"往往只是一次急性过程的缓解。在无法改变病因、病理和病理生理状态时，临床治疗就基本结束了。由于缺乏主动积极的功能锻炼，临床治疗效果受到影响，甚至由于过多的静养，导致不必要的功能障碍，形成恶性循环。例如对于急性心肌梗死患者，过去的理念过分强调心肌的保护，主张患者卧床休息 6 周，以待心肌瘢痕形成；然而长期卧床本身可以导致血容量减少，血液黏滞度增高等，使原本受损的心血管功能障碍加重，同时导致身体运动功能进一步发生障碍。这是临床医学自身难以解开的结。

康复医学针对的是功能障碍。康复医学诞生的土壤就是临床医学的局限性。许多疾病去除病因困难，或已经形成严重功能障碍，即使去除病因，其功能障碍也不一定能自动克服。各种文明病、老年病、身心疾病等的功能障碍与缺乏运动有关。在生理功能不能恢复时，如截肢、完全性脊髓损伤等，临床医疗并无特殊有效的方法，而康复医学则大有作为，它是最关键的医疗服务之一，也是对临床医疗十分重要的扩充和延续。

二、康复医学的经济效益

康复医学的社会效益已经得到公认，但是许多人认为康复医学的经济效益不行，所以目前还不能有效地发展。这是阻碍康复医学发展的重要社会因素。

（1）医院经济：对于康复医学经济效益的误解出于医院经济效益分析的误区。医院经济效益分析多年来建立在绝对经济收入的基础上，这与我国医院收入依赖型的特性有关。但是目前国际上医院的经济效益不再以收入的绝对值来衡量，而是强调净收入、投入/产出比值、社会资源占用比例等。如果按照投入/产出比计算,康复医学科的设备投入明显低于多数临床科室。医技部门的设备主要为临床科室服务,康复医学科使用较少。如果把医技部门设备折旧按使用频率或数量分摊到各临床科室,康复医学所占用的医院设备投入指数更加低于其他临床科室。康复医学以低于平均水平的投入,可以获得相当于甚至高于平均水平的产出。从医院支持系统资源占用比例看,康复医学科占用的后勤和管理资源相对较少(较少使用各种库房、设备维修、手术以及其他物资供应),医疗赔偿和事故纠纷很少,因此属于占用资源很少的科室之一。

(2)宏观经济:从国家或区域卫生资源利用的角度,医疗措施价值不仅要考虑该医疗所产生的直接价值,还要附加由于该治疗所产生的间接价值,包括患者提早恢复工作所创造的价值(患者直接的工作价值),以及由于功能改善因而疾病复发减少或医院就诊减少而降低的其他医疗费用的价值等。治疗费用较低而功能改善显著的措施将是价值最高的医疗方式。康复医学在这方面无疑有十分突出的优势。

三、康复医学的社会效益

康复医学的介入能够很好地提高患者的社会参与能力,部分伤、病、残者通过康复治疗能够完全或部分重返工作岗位,实现社会价值,提高自身社会需求,获得社会地位和荣誉,实现自身价值。

(1)康复医学解决临床医疗难以解决的问题,包括长期的功能障碍或丧失。例如对于完全性脊髓损伤患者,康复医学采用矫形器使患者改善或恢复步行能力,采用轮椅训练使患者行进较长的距离和适应较复杂的地形,采用作业治疗使患者恢复生活自理能力,采用心理治疗恢复患者的自信心和自立能力。康复医学的价值还体现在减少临床治疗负荷和提高疗效。例如急性心肌梗死患者早期进行康复活动,是帮助患者7~10天出院的基本措施之一;高血压病和糖尿病患者的运动锻炼可以减少药物使用量;髋关节置换术之后合理的康复训练是减少合并症、延长假体寿命和提高患者活动能力的必要手段。

(2)弘扬人权。许多残疾人并不能像我们一样参与社会活动,同时享受社会给我们的回报。残疾人往往孤立而不能独立。康复医学是社区卫生服务的基本组成部分。通过康复服务许多残疾人的心理状态显著改善,参与社会活动的主动性提高,他们尽可能恢复正常的社会生活,这充分体现了残疾人的人权。康复医学不是基本医疗的额外附加,而是重要的基本组成部分。康复医学不是单纯的疗养、保健。康复医学强调的是通过积极的功能训练和必要的辅助措施,改善或恢复患者的功能。休闲性按摩、单纯娱乐、休养等不是康复医学。

康复医学具有良好的功能效益、经济效益和社会效益,能够最大限度地使伤、病、残者提高自信,自食其力,重返社会,是值得推崇的治疗途径。

(卢　哲)

习题答案

学习检测

一、选择题

1. 现代医学包括（   ）。（多选题）

A. 预防医学　　　　　B. 康复医学　　　　　C. 临床医学　　　　　D. 保健医学

2. 新的医学模式包括（   ）。

A. 神灵主义医学模式　　　　　　　　B. 自然哲学的医学模式

C. 生物医学模式　　　　　　　　　　D. 生物-心理-社会的新医学模式

二、综合讨论题

1. 临床医学与康复医学有何异同？

2. 如何在新的医学模式下做一个合格的康复医学工作者？

Note

项目三　功 能 障 碍

人类为满足其生存,通过先天的遗传或后天的实践获得许多功能,如四肢与躯干的运动功能、胃肠的消化功能、牙齿的咀嚼功能等。若机体组织、器官及系统的特征性功能因某种原因不能正常发挥时,即称为功能障碍。康复医学主要研究病、伤、残者的躯体、心理、社会等方面功能障碍的评定与治疗,某些学者也将"康复医学"称为"功能医学"。作为康复治疗师应熟悉掌握此内容。按照 ICF 的三个构成成分(身体结构和功能、活动和参与、环境因素)中的有关的内容,分别介绍残损、活动受限、参与局限相关功能障碍的康复评定与康复治疗。

本项目PPT

任务一　功能障碍的分类

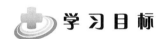

学习目标

知识要求

1.掌握功能、功能障碍的定义。

2.掌握功能障碍康复治疗的基本原则及计划的制订。

3.熟悉、理解残损、活动受限和参与局限的概念。

能力要求

能以 ICF 模式制订功能障碍的康复评定和康复治疗计划。

　　　　　案 例 导 入

患者,陈某,女,63 岁。患者因"右膝关节肿胀疼痛伴活动受限 10 天"入院就诊。自诉 10 天前无明显诱因出现右膝关节疼痛,伴活动受限,活动时疼痛加重,休息后略减轻,天气变化时疼痛加重。经检查:右膝关节皮色不红,皮温不高,局部有肿胀,右髌骨下缘及外侧缘压痛,浮髌征弱阳性,麦氏征阳性,过伸过屈试验阳性,研磨试验阳性,内外翻试验阳性;下蹲困难,关节活动时有响声和摩擦感,右下肢无麻木、无力,无间歇性跛行。骨密度检查提示:骨质疏松。右膝 MRI 检查提示:1.右膝双侧半月板撕裂可能性大;2.右膝退

Note

行性骨关节病。

问题：

1.陈某现在有无功能障碍？

2.如果有功能障碍，属于残损、活动受限还是参与局限？

3.这种功能障碍会一直存在吗？能不能治愈？

功能（function）是指组织、器官、肢体等的特征性活动，如手的功能是利用工具劳动，下肢的功能是支撑身体和走路，胃的功能是消化食物，脑的功能是思维等。各种功能均有自己的特征。从康复的角度看，所谓功能，是一种有目的的、为达到一定目标而可以调控的活动。这种活动是人们维持日常生活和进行工作、学习、劳动和社会生活所必需的。

功能的分类：运动功能、感知功能、言语功能、认知功能、心理功能、日常生活活动能力、社会生活功能等。

当本应具有的功能不能正常发挥时，即称为功能障碍（dysfunction）。如发生脑卒中的患者，患侧下肢本来具备的步行功能因为失去大脑的良好支配与控制，出现异常的步行姿势，甚至不能步行，即为下肢的运动功能障碍。

2001年5月，第54届世界卫生大会通过了新的残疾与健康分类体系，即《国际功能、残疾和健康分类》（ICF），这是WHO分类家族中的重要成员，是WHO提出的国际通用的在个体和人群水平上描述和测量健康的理论性框架结构，并号召在全球范围实施。

ICF对原先《国际残损、残疾和残障分类》提出的国际残损、残疾和残障模式进行改进，适应了全球卫生健康事业的发展要求，ICF由身体结构和功能、活动和参与、环境因素三部分构成。本任务的残损、活动受限和参与局限就是围绕这三部分进行阐述。

一、残损

1.身体结构和功能、残损的概念

（1）身体功能（body function）是指身体各组织、器官及系统等的生理功能，也包括心理功能。身体结构（body structure）是指身体的各组成部分，如各种组织、器官等。

身体结构和功能虽然是两个概念，但又相互联系紧密，其涵盖很广。

①身体结构方面：如一条腿截肢，则正常行走功能受到损害。

②身体功能方面：组织功能，如手部的肌肉组织可使手进行力性抓握，如果损伤可致手的抓握功能受损；器官功能，如胃可以进行消化，足可以行走；系统功能，如心血管系统可以进行全身营养物质的输送。

（2）残损是指因各种原因导致身体结构或功能出现问题，是心理、身体解剖结构或功能异常或缺乏，其影响在组织、器官水平。残损是身体结构和生理功能的丧失或异常，属于身体水平上的功能障碍。残损不是疾病，是疾病的后果，如失去某个肢体或脏器、肢体麻木，对周围人失去信心。

（3）在ICF中，身体结构和功能是分开的，身体结构和功能缺损也是分开的，这更直接反映身体所有的残损状态。

一般来讲,任何组织、器官和系统在受到伤害时,常引起人体的生理功能、心理功能和身体结构的异常甚至丧失,表现为病损或残损。在临床上可出现各种表现,如肌力下降、发音或言语功能障碍、关节活动受限、尿失禁、疼痛、认知障碍等。需要注意的是,这种功能指人体的部分功能,而非整个人体功能。

2.残损或病损水平常见的功能障碍

(1)各种先天或外伤因素导致的视、听、感觉功能异常与疼痛。

(2)失语症患者可出现各种发声和言语功能障碍。

(3)高血压、慢性阻塞性肺疾病患者出现的心肺功能障碍。

(4)消化系统炎症与肿痛、糖尿病等可出现消化、代谢和内分泌系统功能障碍。

(5)尺、桡神经损伤,四肢骨折,手指截指等会导致局部运动功能丧失或障碍。

(6)严重颅脑损伤、脊髓损伤患者可出现尿潴留、尿失禁、便秘与大便失禁等二便功能障碍。

(7)脑瘫儿童、脑血管意外患者可出现认知障碍、肌张力障碍、粗大运动模式、不自主运动等。

(8)各种原因所致脑损伤在临床上可出现各种精神心理功能障碍等。

残损可以是暂时的或永久的,也可以是进行性的,可持续也可间断出现。残损不代表疾病或者虚弱状态,如某人摘除一个眼球,仍有可能成为一名优秀人才。

二、活动受限

活动(activities)是指个体进行的一项行动或任务,是应用身体功能的表现和能力。活动的含义很广,包括学习知识、执行任务、语言交流、身体转移、生活自理、体育运动、环境处理等。如脑卒中、脑外伤、老年性痴呆等所致的高级中枢神经系统的损害可出现这些表现的活动受限。活动是人的一项高级功能。

活动受限是指个体进行正常活动能力的受限或丧失。按照ICF的分类,活动包括学习和应用知识的能力、执行一般任务和要求的能力、交流、移动、自理、家庭生活等。在ICF中用活动受限来取代残疾的概念,对残疾人重新认识自己的状态有积极意义。

活动受限常建立在残损的基础上,但不是所有残损都可以导致活动受限。两者之间的关系相对松散,受多因素影响。例如,胃部分切除后,其消化功能受到影响,但仍可以进行消化,受切除部分大小的影响,也受切除部分位置的影响。切除一个肺叶,人仍可以进行呼吸,但剧烈运动可能会导致缺氧。

三、参与局限

参与(participation)是指对于表达观点、进行决策或实施行动等生活情景的投入。参与局限是指由于残损、活动受限等原因导致个体对生活情景的投入困难或受限,包括人际关系和人际交往。一般认为,残损的影响因素在组织和器官水平,活动受限的影响因素在个体水平,而参与局限的影响因素在环境和社会水平。但有时个体水平因素也可导致参与局限。例如,乙肝病毒携带者,残损常发生在肝脏这个器官水平,但其肝功能可以是正常的,其不一定存在活动受限,但由于社会上存在的歧视,常使其在就业时遇到困难,出现参与局限。

在 ICF 分类中,用参与局限取代残障的概念,在社会的层面上回归了人的一种本性,是个巨大的进步。

四、残损、活动受限和参与局限的关系

通常认为,残损表现在组织、器官层面的缺损或异常,活动受限表现在个体层面的限制,参与局限则表现在环境和社会层面的限制。从临床来讲,参与局限可以是外界或环境因素的限制,也可以是个人因素限制该人的社会活动功能。如某位脊髓损伤患者的活动受到了一定的限制,但可以使用轮椅移动;在一些贫困地区的电影院和超市没有无障碍设施,他就无法参与看电影、超市购物的活动,因为环境限制了他;而比较发达地区的电影院和超市都有无障碍设施,他就可以像正常人一样去看电影、到超市购物,这就是良好的社会环境使他的社会参与活动得到了实现。

工作上的活动受限和参与局限不同,前者是因活动受限而不能进行工作,后者是因社会因素的局限而无法取得工作。如因雇主不愿意对建筑改造,造成使用轮椅的残疾人活动不便;再如因小腿截肢后佩戴假肢的残疾人有能力驾驶大卡车,却因驾照发放的限制而无法从事运输工作。

(赵 峰)

任务二 功能障碍的评定

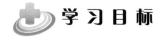

学习目标

知识要求

1.掌握功能障碍评定的资料收集、现存的功能水平和康复所要求的功能水平的评定。

2.熟悉功能障碍受限制的性质和程度、ICF 体系制订功能障碍评定的基本框架。

3.了解功能障碍评定的具体方法。

案例导入

某省立医院康复医学科从骨科转来的一位患者,男,28 岁,某单位会计,该患者骑电动车上班途中被小汽车撞倒,造成双下肢和右手拇指、中指等多处骨折,经骨科行下肢钢板内固定、手指小夹板固定等治疗后转入康复医学科准备康复治疗,入科时见康复对象卧床,双下肢及右手活动轻度受限。

问题：

1. 如果你是康复医学科的接诊医生，你准备如何处理？

2. 如何评定该康复对象的功能障碍？

功能障碍的评定是指对康复对象的功能障碍及其种类、性质、部位、严重程度及范围等进行正确的判定、评估。它是制订康复治疗计划的前提与基础，也是评价康复治疗效果的客观依据。若康复医师或治疗师不能对康复对象的功能障碍情况进行正确评定，就无法制订出准确详细的康复治疗计划，也就难以保证康复对象得到有效的功能恢复。然而，对康复对象进行功能障碍的评定，必须以全面了解康复对象的个人基本信息和临床基本情况为基础，然后分析确定功能受限制的因素、性质和严重程度，明确康复对象现存和康复所要求的功能水平，并以 ICF 体系为功能障碍评定的基本框架，最后由康复工作协作小组讨论分析，制订详细、切实可行的康复目标和治疗计划。

一、全面收集康复对象信息

康复对象的年龄、性别、病史、从事的工作、性格特征、治疗经过等都是康复前必须了解的。只有在尽可能全面了解康复对象的临床资料的基础上，才能更清楚地对康复对象的功能障碍做客观评定，为各项康复治疗和预后评判奠定基础。

（一）康复对象的基本情况

康复对象的基本情况包括康复对象的性别、年龄、职业、习惯、种族、性格特征、家庭情况、既往史等。例如，乳腺炎在女性中发生率偏高，但不代表男性不会发生。如果正在进行哺乳的女性患该病，其哺乳功能将会受到影响，婴儿可能哭闹，从而影响患者的睡眠、饮食甚至情绪。再比如肺癌晚期的患者，如果家庭经济条件不好，医疗费用很有可能使康复对象出现除疾病之外的心理负担。对于这些情况康复医师是必须了解的，否则在康复过程中它们必然影响整体康复评定方案的制订和康复效果。

（二）康复对象的现病史

特别对康复对象本次患病的整个情况要求尽可能详细了解，包括患病的时间、地点、可能原因、有无诱因、病情特征、症状特点、发展演变、诊治经过等。例如，一位骨折患者，25 岁，男性，骨折由车祸导致；同时，一位 70 岁男性患者的骨折因自己在家不慎摔倒所致，在问病史、功能判定、康复方案制订等方面的处理显然会有所区别。再比如，患者的腰椎骨折是外伤引起，还是肿瘤转移或结核引起的病理性骨折，其康复评定及康复计划制订的思路也是不同的。

（三）治疗经过

不同的康复对象，即使是患同种疾病或功能障碍，其在临床治疗上可能是不同的，这对康复评定的方案和方法是有影响的。康复对象经过何种治疗？是单纯药物治疗，还是手术治疗，还是心理治疗？是否接受过专业治疗？治疗后病情好转，还是病情稳定？这些经过的具体情况势必对康复医师和康复治疗师的功能评定思路、评定方法的选择、整体评定方案等有重要的参考意义。

Note

二、评定现存的功能水平和明确康复所要求的功能水平

（一）评定现存的功能水平

任何一项康复措施和康复方案在具体实施前,必须对现存的功能水平有客观和全面的评定。这样,经过一段时间的康复,既可以比较康复前后效果,也可以评估整个康复方案和措施的有效性。确定现存的功能水平,是制订康复方案和选择康复方法和措施的前提。对现存功能的确定,有时需要多种方法甚至反复检查。例如,一个利手为右手的康复对象,右上肢前臂截断,右手就不存在功能,这个很容易判定,但右上臂的功能残存多少就需要给予判定,要仔细检查康复对象,哪些功能受限和存在? 哪些功能丧失? 比如存在的右上肢可能还可以旋转、前伸。旋转的力量如何? 前伸的角度又如何? 有无异常?

（二）明确康复所要求的功能水平

功能障碍的康复是要求相关功能恢复或达到一定的功能水平,而这种功能水平有时因活动本身和个人会有所不同。

1. 活动要求

人类的各种活动,对身体功能都是有要求的。比如打乒乓球,就对身体平衡功能、移动功能、大脑反应功能、视功能、手眼协调功能等有要求。例如,右利手的人,右上肢截肢后,左上肢仍可以打乒乓球,但熟练程度、击球的力量与速度等必然受到影响。一般来说,对一个康复对象,要求功能水平尽量能符合日常生活活动（activities of daily living, ADL）能力的要求。日常生活活动能力包括吃饭、穿衣、转移、如厕等,如果这些功能障碍,那他的生活质量将大受影响。

2. 个人要求

即使有些功能障碍的康复已经能满足一般的活动要求,但对个人来说,有时要求更高。例如,一个篮球运动员手部骨折,经过康复,具备进行 ADL 的能力,这显然是不能被满足的,还需要手部恢复到对传、接球和拍打等达到相当灵活的程度,甚至超过一般人。有时,由于经济或时间等条件的制约,有些康复对象甚至选择放弃有些功能的康复和进一步恢复。

（三）可能达到的功能水平

对康复对象来说,功能障碍的恢复是受到很多因素制约的。即使康复很及时,技术和方法很先进,康复对象很配合,有些功能障碍也无法恢复到从前的水平。这就需要对可能达到的功能水平进行评定。

例如,一位脑出血致偏瘫的康复对象,如果出血量很小,年轻,没有并发症,其偏瘫的肢体经过及时康复是有可能恢复至原来水平的。如果出血量大,高龄,没有得到及时正规的康复,要使偏瘫的肢体恢复至原来的功能水平则不太可能。又如,一个眼球烧伤致失明的康复对象,其失明的眼睛恢复正常视力也不太可能。

评定可能达到的功能水平,对制订康复方案和措施,获取康复对象的配合并达到理想的康复效果有重要意义。

三、评定功能障碍恢复的限制性因素

（一）限制性因素

功能障碍的恢复受很多因素的影响,这些因素称限制性因素,限制性因素的性质在很大程度上决定了功能障碍的恢复程度。如果是器质性的,则一般较难完全恢复;但如果是功能性的,则相对恢复起来容易。例如,一般情况下,扭伤引起的腰疼比腰椎骨折引起的恢复得容易,效果也较好。

限制性因素对功能障碍的影响,可大可小,可长可短,也可是内在的或者外在的。比如肿瘤压迫输尿管,引起肾功能障碍,这与肿瘤的大小、质地、压迫时间等密切相关,如果压迫很快解除,肾功能可能很快完全恢复;如果压迫时间过长,有可能造成肾功能不可逆的损害。

（二）可解除的限制性因素

影响功能障碍恢复的限制性因素是复杂的,同时,有些是可以解除的,一旦及时解除,功能障碍可以得到较好的恢复,所以确定这些因素就显得极其重要。比如一位患者偏瘫,起病缓慢,在经头颅影像学检查等后认为是颅内囊肿压迫所致,这时单纯的肢体康复训练显然效果欠佳,如果解除颅内的囊肿压迫,偏瘫的症状可以很快得到恢复。

不可否认,确定是否是限制性因素,或者是否可解除的限制性因素,在临床上有时是很困难的。

在确定限制性因素后,有时对其的改变和矫治也很困难。在可解除的限制性因素给予解除后,可能还会带来新的限制性因素。这些情况在临床屡见不鲜,要予警惕。例如对于肺心病患者晚期,想恢复其肺功能是很困难的;如果做肺移植手术,风险很大,即使能做肺移植或心肺移植手术,还会出现免疫排斥反应。

四、功能障碍评定方法

康复医学发展到今天,对功能障碍评定的方法已相当丰富,可采用观察、询问、检测、量表等。一般可分为以下几类。

（一）直接观察类

如直接观察、现场评定等。评定者现场亲自观察康复对象的活动,评定其是否存在功能障碍及障碍程度。比如说让康复对象旋转下肢,评定髋关节活动程度。直接观察时,容易受主观因素干扰,务必仔细;特别是功能障碍较轻时,不容易评定。

（二）间接评定类

直接观察功能障碍容易出现偏差,或者不方便,或者不能直接观察,可采用此类方法,如询问、电话、信访等。例如:评定患者一天大便次数,一般是询问即可;患者觉得头晕,评定其程度时一般也是询问。再如使用较为常用的评定活动受限性质和程度的功能独立性评定量表(function independence measure,FIM),也常采用询问的方法。

（三）专用评定类

专用评定一般有专门的设备仪器、场所,由专门人员评定。例如 24 h 动态心电图,

在频发早搏的评定中有重要参考意义；头颅 X 线、计算机体层成像在脑血管意外、脑肿瘤的评定中有重要参考价值，但这些需要专门仪器，由专业人员评定。

五、ICF 体系制订功能障碍评定的基本框架

功能障碍评定是指导、评价和总结功能障碍康复的重要手段，功能障碍评定本身也需要有科学的规范和指导。历史上曾有多种体系指导功能障碍评定。

ICF 是 WHO 提出的国际通用的在个体和群体水平上描述和测量健康的理论性框架结构，虽然问世不长，却在健康与疾病的评定上显示出其强大的优势，正逐步为各国接受和推广。它从身体结构和功能、活动受限和参与局限三个层面对功能障碍提出一整套标准评定方法和相关量表。它与传统的评定方法有所不同，下面以孤独症谱系障碍（autism spectrum disorder，ASD）和脑卒中功能障碍的评定加以说明。

（一）孤独症谱系障碍

儿童孤独症、Asperge 综合征和非典型孤独症因其诊疗和康复原则基本相同，目前国际上将其统称为孤独谱系障碍。儿童孤独症也称儿童自闭症，是一类起病于 3 岁前，由多种因素导致的、具有生物学基础的心理发育性障碍，以社会交往障碍、沟通障碍和局限性、刻板性、重复性行为为主要特征的心理发育障碍，是广泛性发育障碍中最有代表性的疾病。对其心理发育障碍的评定，传统评定一般使用量表评定，分为筛查量表、诊断量表、发育评估及智力测验量表。

1. 常用筛查量表

（1）孤独症行为量表针对 8 个月至 28 岁的人群，共有 57 个项目，每个项目采用 4 级评分法。若总分≥31 分，提示存在可疑孤独症样症状；若总分≥67 分，提示存在孤独症样症状。

（2）克氏孤独症行为量表则主要针对 2～15 岁的人群，共有 14 个项目，每个项目采用 2 级或 3 级评分。2 级评分总分≥7 分或 3 级评分总分≥14 分，提示存在可疑孤独症问题。

以上量表主要在门诊、学校等机构对儿童进行快速筛查。若需进一步确诊还需采用诊断量表评定。

2. 常用诊断量表

儿童孤独症评定量表适用于 2 岁以上的人群，共有 15 个项目，每个项目采用 4 级评分。总分＜30 分为非孤独症，总分在 30～36 分为轻至中度孤独症，总分≥36 分为重度孤独症。

在国外，诊断孤独症常采用孤独症诊断观察量表和孤独症诊断访谈量表（修订版），我国尚未正式引进和修订。

诊断量表的评定结果是儿童孤独症诊断的重要参考依据，但不能完全替代临床诊断。

3. 发育评估及智力测验量表

可用于发育评估的量表有丹佛发育筛查测验、波特奇早期发育核查表和心理教育量表、盖泽尔发育量表等。常用的智力测验量表有《韦氏儿童智力量表》《斯坦福-比奈

智力量表》等。

使用 ICF 体系对儿童孤独症心理发育障碍评定则按照身体结构和功能层面、个体层面和社会层面。

（1）身体结构和功能层面的评定包括患儿言语是否发育迟缓或缺如，言语组织和运用能力是否受损等。

（2）个体层面和社会层面的评定包括患儿是否有社会交往障碍、交流障碍（包括言语和非言语交流障碍）、兴趣狭窄和刻板重复的行为方式等。

ICF 体系不但在身体结构和功能层面上与传统评定有较好的相关性，而且在个体层面和社会层面能综合评定孤独症儿童的活动与参与以及环境因素的影响，具有较好的整体性、综合性和系统性，处于较高的评定水平。评定的结果也较传统的方法更为全面。

（二）脑卒中功能障碍

脑卒中评定时依照 ICF 体系框架进行评估，其内容如表 3-1。

表 3-1　脑卒中功能障碍评定

评定水平	评定项目	评定内容
身体水平	身体结构和功能	（1）身体结构的评定包括：①脑卒中的病变部位，如大脑、小脑、脑干、大脑中动脉、大脑前动脉等；②脑卒中的病变大小，如头颅 CT、MRI 等测量的结果。 （2）身体功能的评定包括：精神功能、运动相关功能、感觉功能、吞咽功能、语言功能、神经肌肉功能等多方面
个体水平	活动情况	主要为日常生活活动（ADL）能力评定
社会水平	参与情况	工作、学习、社会活动等方面的情况
环境因素	情景因素	自然环境、社会环境和家庭环境支持情况等
个人因素		年龄、生活习惯、行为方式、教育水平、心理素质等

1. 身体水平

（1）身体结构方面的评定：脑卒中的病变部位和大小、脑损伤的部位与大小、脑血管异常情况等身体结构评定可借助头颅 CT、MRI 等检查，同时还可能需要评测骨骼肌肉系统等结构。这些方面的评测为脑卒中的治疗、康复、预后估计和研究等提供了非常有用的信息。如某研究显示，上肢分离运动恢复可能性的大小依次为：皮质病损、放射冠病损和内囊后肢病损。

（2）身体功能方面的评定：脑卒中后导致的损伤很多，其评定结果是许多康复治疗的前提和预后估计的重要依据。脑卒中所致的损伤是多方面的，主要包括 ICF 所描述的精神相关功能、运动相关功能、感觉功能、神经骨骼肌肉功能和语言功能等。这需要我们在临床康复治疗中先进行神经、肌肉、骨骼系统的检查，以便及时评测相应的功能障碍。同时对康复有重要影响的损伤评定时应选择标准化的量表。

2. 个体水平

活动情况评定在 ICF 中，有很多的活动内容，但目前仍以日常生活活动能力的评测为主要。因它对康复对象个人、家庭和社会都有重大影响。

（1）ADL 评测主要包括三个方面的内容：①移动：床上的运动（如移动位置、翻身、坐起等）、转移、坐、站立、步行、与劳动有关的运动（如弯腰、跪、蹲、推拉、够物等）。②生活自理：进食、修饰、洗澡、穿衣、如厕等。③家务：做饭、清洁卫生、理财、使用电话、洗衣服、时间安排等。

（2）ADL 评测方法的主要作用：监测功能变化，评估笼统的依赖程度，作为观察或随访等的简单量表使用，有助于同行间和不同部门之间的交流，能评价所采用的治疗方法是否有效。

（3）ADL 评测方法的缺点：评测时不能确定造成康复对象功能依赖的原因，不能指导我们采用何种具体的治疗方法。

3. 社会水平

社会水平的参与情况包括对学习、工作、社会活动等方面的性质、程度进行评定。每个康复对象的性格、兴趣爱好、心理素质不同，学习和工作类别、方式不同，参与水平自然会有所差异。同时，参与水平受当地经济、社会发展水平的影响很大。如同样的功能障碍性质和程度，康复对象在发达地区的参与水平会高于落后地区的参与水平，因发达地区往往会根据不同人群要求（包括残疾人）进行环境改造、设施配套及无障碍设计等。

4. 环境因素评定

这一评定对脑卒中的康复具有重要影响，影响其恢复或影响康复对象接受某项治疗，也可影响康复对象的康复效果，影响其对部分辅助器具的选用或环境改造等。

评定脑卒中康复对象的环境因素应包括：①康复对象自身因素特点，如年龄、性别、教育水平、职业、生活习惯、患病前的功能水平等；②家庭和护理人员因素，可以从家庭成员中获得的有力支持；③居住的环境和社区因素，如家庭的居住条件、社区的便利程度等；④社会的宽容程度、无障碍设施建设情况、社会提供的福利措施和工作环境等。

从上述例子可以看出，除了上述优势外，ICF 体系还可以从整体上更全面地指导功能障碍的评定，使功能障碍的评定更加清晰、有条理，从身体结构和功能层面、活动和参与层面，更为全面、有机和客观地对功能障碍进行评定。

功能障碍的评定是在整个过程中侧重评定的指导方法，与康复评定的具体方法有所不同。通过本任务的学习，要求学生能熟悉功能障碍评定的基本程序，从整体上，特别是能参照 ICF 功能障碍评定体系框架对相关功能障碍从身体结构和功能、个体和社会不同层面综合给予评定。

【知识拓展与自学指导】

ADL 评测对康复对象个人、家庭和社会都有重大影响。ADL 的能力提示康复对象适应社会的能力，其独立程度对康复对象的自尊有着直接的影响。不能自理及依赖他人将对康复对象的精神生活、社会地位和经济状况造成毁灭性的打击；常可引起抑郁，导致康复对象缺乏自信，无生活的目的，以致扰乱家庭的平衡状态，改变家庭日常生活规律，在家庭成员之间造成感情的不和谐，增加家庭的负担。对社会来讲，这是一种经济和社会负担。

（何胜晓）

任务三　功能障碍的康复治疗

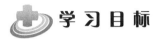

学习目标

知识要求

1.掌握功能障碍康复治疗计划的制订,功能障碍恢复的缓急、主次及目标。

2.熟悉内在性、外在性限制性因素的消除。

3.了解辅助器具及技术的使用。

能力要求

1.能够进行功能障碍康复计划的制订。

2.能够区别判定功能障碍恢复的缓急、主次及目标。

 案例导入

　　小杨是康复治疗专业三年级学生,昨天周末与爸爸一同到医院看望因脑卒中已住院两周的爷爷。医生说,爷爷现在病情稳定,已逐步在进行相关功能障碍的康复治疗。

　　问题:如果你是小杨爷爷的康复治疗师,你准备如何安排他的康复治疗:需要按照什么样的程序? 准备进行哪些康复治疗? 康复治疗中有哪些注意事项?

　　功能障碍的评定最终还是为康复治疗服务的。功能障碍评定是康复治疗的前提与基础。实施康复治疗,在基于功能障碍评定的基础上还应注意以下方面。

一、制订功能障碍的康复治疗计划

　　当发生功能障碍时,我们可以对功能障碍的种类、性质、部位、层面等进行评定,客观全面的评定将有助于制订科学、系统、有效的功能障碍康复治疗计划。ICF框架体系提出的新的功能障碍康复模式,在功能障碍的康复治疗上有较好的指导作用。

　　以脑卒中偏瘫康复对象为例,根据 ICF 框架结构,偏瘫康复对象功能障碍的表现不但体现在身体结构和功能方面,也体现在各种活动,包括日常生活活动,以及参与、环境因素方面。①在身体结构和功能方面:脑组织受到损伤,其支配的肢体活动可能发生障碍,肌力、关节活动度可能出现异常,有时还可能影响到听力、视力、语言、心理等。②在活动方面:出现许多功能障碍,可导致生活不能自理。当然也可能影响其参与功能,

Note

使其生活质量大受影响。

在制订偏瘫康复对象功能障碍康复治疗计划时,从目标上说,应该有以下层面:身体结构和功能的康复治疗目标与计划;活动和参与方面的康复治疗目标与计划;环境因素方面的康复治疗目标与计划。

具体计划包括:身体结构和功能障碍康复治疗(临床医师、护士、物理治疗师及具体相关领域康复治疗师如言语治疗师、心理康复治疗师等组织实施),日常生活活动能力的改善(作业治疗师组织实施);活动和参与功能障碍的改善与提高(社会工作者及相关康复小组等组织实施),环境因素方面的改善,如降低无障碍环境依赖和环境改造等(职业治疗师组织实施)。

在功能障碍康复治疗计划的制订过程中,还需注意:①功能障碍康复治疗计划制订要因人而异,即使是同种功能障碍,对不同的人实施的康复治疗手段和方法也可能有所区别,因为每个人本身具有特殊性;②在制订功能障碍康复治疗计划时需要充分考虑到人具有主观能动性,在康复治疗的同时,不可过度被动康复,抑制功能障碍康复对象本身的主动性;③功能障碍康复治疗计划的制订要结合实际,包括现实的康复技术、康复方法、康复治疗师本身以及康复对象的实际情况,不可超越康复治疗师的实际能力和康复对象的实际;④功能障碍康复治疗计划的制订还要注意各个环节的衔接和配合,充分发挥整体和全面康复的效果。

二、进行功能障碍的恢复

功能障碍的康复治疗,主要表现在功能障碍的恢复方面。按照 ICF 的框架体系,功能障碍有不同的层面。不论如何,在具体功能障碍的恢复中需要注意以下方面。

(一)区分功能障碍恢复的缓急

功能障碍常常是多重的,临床中一定要对功能障碍的恢复区分缓急,对急性功能障碍,要及时处理,否则会延误成永久或不可逆的功能障碍,甚至危及生命;而如果处理及时,许多功能障碍能得到完全恢复。例如,头颅外伤致硬膜外血肿压迫颅内组织使颅内压升高,同时康复对象肢体出现瘫痪症状,此时应及时解除血肿,以抢救生命为急,而肢体功能障碍恢复需稍后待生命危险解除后逐步进行。当血肿解除后,肢体瘫痪症状甚至能完全恢复。

(二)区分功能障碍恢复的主次

临床中的功能障碍是复杂的。主要的功能障碍的恢复要摆在重要位置,次要的功能障碍的恢复一般以不阻碍和干扰主要功能障碍的恢复为原则。例如,一名因车祸导致功能障碍的康复对象,骨折致肢体功能障碍、膀胱和输尿管损伤致尿潴留、上肢软组织挫伤致疼痛。此时以处理尿潴留为急。恢复膀胱、输尿管功能与恢复肢体功能障碍都是功能障碍恢复的主要方面,而软组织挫伤致疼痛也许需要处理和恢复,但显然居于次要位置。

(三)区分功能障碍恢复的目标

ICF 框架体系对功能康复有不同层面的要求和目标。在具体实际中,对各种功能障碍的恢复由于受障碍本身和康复对象以及实际条件的制约,可能存在不同的恢复目标,有的可能要尽量保持稳定,防治恶化;有的可以恢复,甚至完全恢复。例如晚期肺癌康复对象心肺功能障碍,此时恢复心肺功能是困难的,癌肿引起的疼痛更令其苦不堪言,即使初期对疼痛的康复效果可能较好,后期效果也很难满意;有时疼痛甚至比肿瘤本身更加影响康复对象的生存质量。

三、功能障碍的恢复与症状的处理

在临床康复过程中康复对象常对各种症状抱怨,康复治疗师也常常对这些症状进行及时处理,但临床症状的处理与功能障碍的恢复是有区别的。功能障碍的恢复常需要对症状进行处理,症状处理的及时与效果常影响功能障碍的恢复。例如对下肢骨折的患者,局部疼痛的处理得当会增强康复对象肢体行走功能的恢复,而在进行行走功能恢复时也需要对局部疼痛和不适做出处理。但对一个完全性脊髓损伤康复对象来说,对损伤平面以下出现的感觉和运动障碍投入过多的精力是不适宜的,对康复对象的心理改变以及日常生活能力的恢复和重建则不容忽视。

四、减轻、消除限制性因素

限制性因素是指在功能障碍的康复治疗中对功能障碍的恢复起不利作用的各种因素。在 ICF 框架体系中,把影响疾病和健康分类的背景性因素分为个人因素和环境因素,即限制性因素。一般来说,个人因素为内在性限制性因素,环境因素为外在性限制性因素。

(一) 内在性限制性因素

内在性限制性因素指与个体相关,对功能障碍恢复起负面作用的相关因素。包括患病情况、残损情况以及康复对象的年龄、性别、性格、生活方式、教育程度、职业、习惯等各种特征,它们可能在各个层面影响功能障碍的康复治疗。这些因素可以通过各种康复治疗手段(如医学的、教育的、职业的、社会的康复方法)干预,以减轻或消除其影响,从而达到对功能障碍康复治疗的目标。

(二) 外在性限制性因素

外在性限制性因素与环境有关,是对功能障碍恢复起负面作用的相关因素。包括物理环境(自然环境、人工建造环境、物件等)、社会环境(他人的态度、法律、社会体制、经济情况、人文等)等。外在性限制性因素不但可以在身体结构和功能层面影响功能障碍的康复治疗,在个体活动和参与层面也可以影响功能障碍的康复治疗。特别需要强调的是,外在性限制性因素常属于物理和社会环境问题,一般要通过社会工作者、康复小组以及非个人的形式如政府、组织等加以解决,有时耗时也很长。

五、辅助器具及技术的使用

辅助器具及技术(assistive products and technology)指为改善残疾人功能状况而采用的适配的或专门设计的产品、器具、设备或技术。辅助器具及技术使用得当是克服和替代、减轻功能障碍的有效方法,但选配和使用不当也可对功能障碍的康复和替代起负面作用。

（一）使用前的准备

使用前的准备包括功能障碍的评定、康复对象意愿、购买使用费用、制作准备、选配前训练、处方的开具等。

（二）选配

对辅助器具及技术需求者而言，选配辅助器具不是技术越高越好、功能越全越好、价格越贵越好，而是适配，有利于残余功能的利用和状况的改善。因此辅助器具没有最好，只有最适合。

（1）辅助器具要因人适配，使用不合适的辅助器具，不仅是经济上的浪费，严重的还会造成对身体的二次伤害。

（2）适配的核心是个性化适配和专业适配，辅助器具评估适配是一项技术性非常强的专业服务，没有经过专门培训的人员是很难达到相关要求的。

（三）使用训练和评定

对辅助器具及技术的使用，要正确引导、科学训练，在训练过程中仍需评定，以便按需调整。辅助器具及技术的使用不代表放弃对参与功能的训练和保持。

（四）随访

康复对象采用辅助器具及技术，需要随访，以便对可能出现的情况及时做出处理。

六、功能障碍的康复治疗必须从整体出发

人体是一个有机的整体，人与外界环境是相互联系的。对康复对象进行功能康复时必须把康复对象及其与外界联系的环境看作一个整体，这样的康复治疗才能发挥出整体效应，最大限度地恢复功能障碍，提高康复对象的整体生活质量，这是现代康复医学模式积极倡导的，也是 ICF 框架体系的精髓所在。

【知识拓展与自学指导】

本任务对功能障碍康复治疗的程序、思路、方法和注意点做了介绍，包括计划制订、障碍恢复、消除限制、辅助器具及技术的使用。具体的康复治疗方法将在相关专业课程中详述。在学习时关键要领会要旨，做到灵活运用，从整体上对功能障碍康复治疗有所把握，同时明确临床症状的处理与功能障碍的恢复关系。

【归纳总结与思考】

残损、活动受限和参与局限是功能障碍在不同层面的反映，三者有时相互联系而共存。掌握三者的概念，对康复对象进行判定时就可以在三个不同层面对康复对象功能状态有一个比较完整的了解，对康复对象的功能康复就可以较好地把握。

功能障碍评定对康复对象的康复治疗有重要意义，功能障碍的多样性、复杂性使功能障碍的评定有时显得很困难。正是如此，掌握功能障碍评定的各种方法，熟悉其思路和步骤，并按照先进的指导体系进行功能障碍的评价，才能保证整个功能障碍评定客观、全面地进行。但是否所有的功能障碍的评定都需要在 ICF 指导下，这要看具体情况。不可否认，目前 ICF 框架体系正越来越显示其在整体方面的优势。

功能障碍的康复治疗，牵涉到计划制订、目标要求、功能恢复、消除限制、辅助器具

及技术使用等多个方面,不论在何时何地,都要紧密联系康复对象的实际情况,有整体思想。

（何胜晓）

学习检测

一、选择题

1.关于功能障碍的描述不正确的是(　　)。

A.指身体不能发挥正常的功能　　　　B.可以是部分的或完全的

C.与健康状况变化本身存在交互关系　D.可以是潜在的或现存的

2.下列属于残损的是(　　)。

A.牙痛　　　　B.尿失禁　　　　C.头痛　　　　D.腹痛

3.下列不属于活动受限的是(　　)。

A.人际交往　　　B.学习知识　　　C.身体转移　　　D.生活自理

4.功能障碍的评估不包括(　　)。

A.功能障碍的性质　　　　　　B.功能障碍的范围

C.功能障碍的类别　　　　　　D.疾病

5.下列不属于参与局限的是(　　)。

A.人际交往　　　　　　　　B.人际关系

C.身体转移　　　　　　　　D.日常生活

6.功能障碍的评定不需关注(　　)。

A.康复对象是否去过台湾　　　B.康复对象曾患脊髓灰质炎

C.康复对象是否是钢琴师　　　D.康复对象曾经因骨刺行手术治疗

7.康复对象股骨头置换手术后,下列情况中哪些在功能评定时需注意?(　　)

A.康复对象用的是进口人工股骨头

B.康复对象手术过程中曾静滴葡萄糖生理盐水

C.康复对象还患有轻度肾功能不全

D.康复对象曾接种乙肝疫苗,未见异常

8.一名篮球运动员,比赛中右手拇指骨折,对其功能障碍评定需要达到的水平是(　　)。

A.能达到手部具备 ADL 能力就行　　B.拇指外观正常就行

C.至少右手可以传、接和运球　　　　D.手可以伸直就行

9.康复对象平素正常生活,一次被人用铁锤击打腰部,出现小便失禁,CT 显示脊髓腔有一血肿,对其功能评定是(　　)。

A.小便失禁不可能恢复至正常　　　B.血肿不可以解除

C.铁锤是导致小便失禁的限制性因素　D.血肿解除,小便失禁可能恢复正常

10.用 ICF 框架体系评定脊髓损伤:(　　)。

A.小便失禁属于身体器官层面的功能障碍

Note

B. 康复对象不能正常行走属于个体活动层面的功能障碍

C. 康复对象不能参加篮球比赛是参与层面的功能障碍

D. 以上都正确

11. 功能障碍康复治疗计划的制订不包括（　　）。

A. 康复目标　　　　B. 治疗方法　　　　C. 心理治疗　　　　D. 功能恢复

12. 关于功能恢复的叙述，以下不正确的是（　　）。

A. 急性功能障碍要及时处理　　　　　　B. 主要功能障碍要放在突出位置

C. 需设定康复目标　　　　　　　　　　D. 与症状处理无关

13. 不属于外在性限制性因素的是（　　）。

A. 社会体制　　　　B. 法律　　　　　C. 性格特征　　　　D. 地区发展水平

14. 不属于内在性限制性因素的是（　　）。

A. 文化习俗　　　　B. 年龄　　　　　C. 文化程度　　　　D. 性别

15. 辅助器具及技术的使用不包括（　　）。

A. 使用前的准备　　B. 选配　　　　　C. 使用训练　　　　D. 无须随访

习题答案

二、综合讨论题

1. 简述功能障碍的定义及分类。

2. 按 ICF 体系简述功能障碍中残损、活动受限和参与局限的关系。

三、案例分析题

1. 小欣，女，10 岁，四年级学生，父母离异，现跟母亲同住，家庭经济条件差，学习成绩一般，平素不喜欢跟同学交往，学习成绩尚可。患有小儿麻痹症后遗症，平素走路时左下肢活动不协调。放学时过马路不慎被汽车撞伤，致右大腿股骨干骨折，现在骨科住院治疗。请问：

（1）对这一病例中患者进行功能障碍评定时要注意哪些因素？

（2）左下肢和右下肢能达到正常功能活动水平吗？

（3）哪些限制性因素是可以解除的？

2. 柴某，男，67 岁，平素患有骨质疏松症，常觉得四肢酸痛无力，下楼时不慎摔倒，致腰椎骨折，出现双下肢感觉和运动功能异常，大小便不能自理，被送往当地医院骨科住院治疗，现大小便仍未恢复正常，四肢感觉和运动仍不正常。

请问：如果你是康复医学科医师，你准备如何安排康复治疗？

3. 李某，男，19 岁，大二学生，8 岁时跟小伙伴玩耍，不慎被石头砸断左手小拇指，致小拇指失去半截。大一时参加校篮球队，为球队主力，前几日感冒，咳嗽、打喷嚏、发热，昨日觉得胸闷心慌，到医院查心电图，频发室性早搏，心肌酶显著升高，医生建议其留院观察，暂时不能打篮球。请问：

（1）李某现时有无功能障碍？

（2）如有，属于残损、活动受限和参与局限的何种情况？

（3）这些情况会一直存在吗？

四、综合能力测试题

把同学分成几个小组，请当地医院康复医学科住院患者中某一位患者作为模特，判定其是否有身体功能障碍。如有，属于何种功能障碍？其性质、程度如何？

Note

项目四 残疾学

任务一 残疾学的基本概念

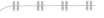

本项目PPT

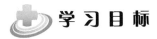

学习目标

知识要求

1. 掌握残疾、功能障碍者的主要概念。

2. 熟悉暂时性残疾和永久性残疾的定义。

能力要求

能够明确残疾和功能障碍者的定义。

案例导入

　　小敏,女,8岁,在普通小学一年级就读,班主任老师经平时观察发现,小敏上课时能安静地听课,但思想不集中,注意力易分散,课上反应很慢,记忆力很差,概括、分析、综合能力更差;语言障碍明显,表达混乱不清,答非所问;平时学习成绩很差,几乎各门功课都不及格。由受过专业训练的人员用《韦氏儿童智力量表》对小敏进行了智力测验。小敏的智力商数明显落后于同龄儿童的平均水平,且操作方面要好于言语方面。小敏的社会适应行为总体发展水平低于同龄儿童水平。她在适应行为的各领域发展不平衡,交往、社会化的分数很低。

　　问题:

　　1.小敏属于功能障碍者吗?

　　2.她的功能障碍主要表现在哪些方面?

Note

一、残疾

（一）概念的演变

从历史上看，人们在很大程度上从神话的层面来理解残疾，如认为残疾人是被魔鬼或者幽灵附身，残疾也常被认为是对过去所犯错误的惩罚。

在 19 世纪和 20 世纪，随着医学和科学进步，人们认识到残疾有其生物或者医学原因，是与不同卫生状况有关的身体结构和功能方面的损害。在这种医学模式下，残疾人被视为一种个体问题，到了 1960 年代和 1970 年代，残疾的个体和医学的观念受到挑战，产生了许多社会性的态度，从而形成残疾的社会模式。

（二）现代的定义

对于残疾，现代有许多不同的定义，国际上通用的残疾定义主要包括：①《国际功能、残疾和健康分类》：该分类描述"残疾"是覆盖面广的术语，包括残损、活动受限和参与局限，是伴有健康问题和环境因素（如自然环境，态度）以及个人因素（如年龄或性别）之间相互作用的结果。②《残疾人权利公约》：该公约描述"残疾"是一种演变中的概念，残疾是伤残者和阻碍他们在与其他人平等的基础上充分和切实地参与社会的各种态度和环境障碍相互作用所产生的结果。

目前我们所谓的残疾，狭义上是指由于疾病、外伤、发育缺陷等原因造成明显的人体结构和功能异常和丧失，从而使人体不同程度地丧失了正常生活、工作和学习能力的一种状态。残疾包括各种不同程度的肢体残缺、感知障碍、精神行为异常、智能缺陷等。广义上的残疾则是包括病损、残障在内，成为人体身心功能障碍的总称。

身心功能障碍的状态可以是暂时的、可逆的，也可以是持续的、不可逆的。因此残疾又分为暂时性残疾和永久性残疾。

（1）暂时性残疾（temporary disability）：各种疾病在一定程度上会或多或少地影响到相应组织、器官、肢体的功能，使患者出现暂时性功能活动受限，如骨折、肌腱断裂、关节损伤，甚至丧失了活动能力，但随着骨折的愈合、损伤的恢复，患者逐渐恢复了功能活动，这种短暂的、可逆的功能活动障碍，称为暂时性残疾。

（2）永久性残疾（permanent disability）：对于由疾病或损伤造成的持续的、不可逆的功能活动障碍称为永久性残疾，如外伤后的截肢、完全性脊髓损伤后的瘫痪等。

二、功能障碍者

不同国际组织和国家从不同角度提出过残疾人（people with disability/disabled person）的定义。但是，国际上感到"disabled person"带有一定的贬义，从 20 世纪 90 年代中期开始，联合国相关文件就用"people with disability"取代了"disabled person"。但我国还普遍沿用"残疾人"这一称谓。

如 1975 年 WHO 给"残疾人"下的定义是：无论先天的或后天的，由于身体或精神上不健全，自己完全或者部分地不能保证通常的个人需要或社会需要的人。国际劳工组织对残疾人下的定义为：经正式承认的身体或者精神损伤在适当职业的获得、保持和提升方面的前景大受影响的个人。2006 年第 61 届联合国大会通过的《残疾人权利公约》将功能障碍者定义为"生理、心理、感官先天不足或后天受损的人"。

全国人民代表大会常务委员会于 1990 年 12 月 28 日通过的《中华人民共和国残疾人保障法》第二条规定:残疾人是指在心理、生理、人体结构上,某种组织、功能丧失或者不正常,全部或者部分丧失以正常方式从事某种活动能力的人。残疾人包括视力残疾、听力残疾、言语残疾、肢体残疾、智力残疾、精神残疾、多重残疾和其他残疾的人。国家和社会在保障残疾人基本物质生活需要的基础上,为残疾人在生活、工作、教育、医疗和康复等方面提供设施、条件和服务。

三、残疾学

残疾学是以残疾人及残疾状态为主要研究对象,专门研究残疾的病因、流行规律、表现特点、发展规律、结局与评定、康复与预防,以医学为基础,涉及社会学、教育学、管理学和政策法规等各学科的交叉学科,是自然科学与社会科学相结合的产物。

（郑　蕾）

任务二　致残原因

案例导入

小明,17 岁,某职校学生。因与母亲外出遇车祸,造成下肢截瘫。出事后,小明不爱与人交往,变得沉默寡言,且与父母关系疏远。出院后,学校虽然同意小明返校读书,但因没有经验,迟迟没能落实好小明返校的工作。小明的母亲因此次事件,陷入深深的自责中,觉得愧对小明,对小明的要求是有求必应。小明的父亲觉得"倒霉"的事让自己碰上了,整天唉声叹气。小明内心十分焦虑。

问题:

1.小明有哪些可能的致残因素?

2.这些因素可能导致患者哪种类别的残疾?

2011 年世界卫生组织在《世界残疾人报告》中指出,全世界有各类功能障碍的残疾人数占总人口数的 15％左右,80％在发展中国家。常见的致残原因可以分为两大类:先天性致残原因和后天性致残原因。

Note

一、先天性致残原因

（一）遗传和与遗传有关的疾病致残

人体细胞有 46 条染色体，每条都有特定的结构，而且携带着不同的基因。如果染色体形态或数目发生改变，或单个基因缺陷，都能使机体的许多部分发生病变，遗传性疾病即由此形成。遗传性疾病可导致很多的残疾，如先天性大脑发育不全、智力发育迟缓、先天性畸形、先天性聋哑等。

据世界卫生组织估计，人群中每个人携带 5～6 种隐性遗传病的致病基因。在随机婚配（非近亲婚配）时，由于夫妇两人无血缘关系，相同的基因很少，他们所携带的隐性致病基因不同，因而不易形成隐性致病基因的纯合体（患者）；而在近亲结婚时，夫妇两人携带相同的隐性致病基因的可能性很大，容易在子代相遇，而致后代遗传病。据世界卫生组织调查，近亲结婚生育的子女智力低下、先天性畸形和遗传性疾病的发生率，要比非近亲结婚子女高 150 倍。

（二）孕期营养不良与疾病所造成的胎儿残疾

孕妇营养不足可以造成胚胎缺陷。例如：孕妇叶酸缺乏可导致胎儿的神经管畸形；碘缺乏的孕妇会生出克汀病痴呆儿；氟、硒等微量元素缺乏也会造成胎儿的多种先天缺陷。孕期疾病也是致残的重要因素。特别是孕妇的病毒感染，尤其是在怀孕早期（3 个月内），任何病毒感染，例如流感病毒、肝炎病毒、风疹病毒等，都可造成胚胎的损害。流感病毒可使胎儿形成兔唇或中枢神经系统方面的异常；肝炎病毒可引起先天性畸形；风疹病毒可引起先天性白内障、先天性心脏畸形和先天性耳聋。

（三）孕期或哺乳期接触有害物质致残

怀孕 6 周左右是胚胎器官形成的时期，此时如果受 X 线辐射，易导致胎儿发育障碍，且畸形发生率也高。电磁辐射也容易造成细胞变异而致畸胎。药物对胎儿也有很大的影响，因为药物能通过胎盘进入胎体，而胎儿的肝脏、肾脏都发育不成熟，药物不能很快从胎儿体内排出，从而可能对胎儿产生影响。例如：降压药可影响子宫胎盘的血流量，而致胎儿宫内发育迟缓；氨基糖苷类抗生素具有肾毒性和耳毒性；抗甲状腺药物可造成胎儿甲状腺肿大。此外，烟、酒对胎儿的发育及胎盘功能也有不良影响，且与摄入的量和摄入的时间有密切关系。

（四）产科疾病致残

可能致残的产科疾病包括异常妊娠，如早产、多胎妊娠、羊水过多或过少等；妊娠合并症，如妊娠合并甲亢、妊娠合并心脏病；高危妊娠；异常分娩，如子宫收缩过强或乏力、臀先露；分娩并发症，如脐带脱垂、胎膜早破、胎儿宫内窘迫等。这些产科疾病主要造成宫内缺氧继而导致胎儿残疾，最多见的是新生儿智力低下。产伤可以造成胎头水肿、四肢神经损伤、骨折等而致残疾。异常分娩导致胎儿缺氧，其脑的损伤往往是不可逆转的，可造成畸形儿和智力低下儿等；大量的脑瘫儿几乎都是在这一阶段造成的。

二、后天性致残原因

（一）营养不良致残

小儿严重缺乏维生素 A 可以致夜盲；小儿缺乏维生素 K 可致脑出血，发生偏瘫；蛋白质严重缺乏可引起小儿智力发育迟缓；维生素 D 严重缺乏可引起小儿骨骼畸形，即人们常说的佝偻病。营养不良还可以使机体抵抗力下降，易患各种疾病，因而也使发生残疾的可能性增加。

（二）传染性疾病致残

如脊髓灰质炎即小儿麻痹症是人们非常熟悉的、常见的一种传染病，可引起肌肉萎缩、肢体畸形；乙型脑炎、流行性脑脊髓膜炎也可影响脑功能，引起失语、强直性瘫痪、精神失常等；沙眼也是一种传染性疾病，可以影响视力，重者致盲。还有许多传染性疾病如麻风病、麻疹、急性出血性结膜炎等都可能致残。

（三）慢性病和老年病致残

随着社会的发展，人们生活水平的提高，人的平均寿命延长，老年人所占比例增高。目前 60 岁以上老年人口已超过 2.4 亿，占总人口的 17％以上。未来 50 年，中国面临的人口老龄化形势将更为严峻。所以，一些慢性病和老年病如颈肩腰腿痛、心肺疾病、肿瘤、糖尿病、帕金森综合征等也随之增加，而这些疾病都是常见的易于致残的疾病。目前，随着医疗水平的提高，许多急性病能够得到及时有效的治疗，如急性脑出血，患者经救治常能度过急性期而生存下来，却有可能遗留残疾。

（四）骨关节疾病致残

许多常见的骨关节疾病如骨关节炎、类风湿关节炎、强直性脊柱炎等都可引起残疾。骨关节炎严重者可丧失全部活动能力。骨质疏松症容易引起骨折而导致残疾。类风湿关节炎是成年人最常见的致残原因，其病程达到 10 年者，致残率约为 50％。

（五）各种毒性物质致残

药物、酒精、各种有害的化学物质、放射性物质、农药等均可以致残。滥用链霉素、庆大霉素等药物可导致耳聋，酒精和过量镇静药物可引起感觉、情感、智力的改变。"反应停"（沙利度胺片）药物曾在世界上造成了一次新生儿短肢畸形的灾难性流行，致残者多达万人。

（六）精神因素致残

现代社会紧张的工作节奏和复杂的人际关系等社会环境压力是导致精神残疾的重要因素。升学、择业、恋爱、婚姻等生活事件处理不当是导致青年人精神残疾的不可忽视的影响因素。此外，老年性痴呆是当今老龄化社会所面临的三大疾病之一，这种病与退休、老年丧子、丧偶、病毒感染等有关。

（七）意外事故致残

大量的交通事故致残已经成为当今社会的严重问题。工农业生产过程中的事故

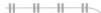

是常见的致残原因。体育运动中的意外损伤,如体操、跳水、拳击、武术等许多运动项目都可能引起严重损伤而致残。另外,一些户外运动如登山、攀岩、滑冰、蹦极等项目也可能由于防护不当而造成伤残。

(八)其他因素致残

生产及生活环境污染可引起职业病和残疾。不良生活事件和生活方式,如吸烟、酗酒、生活不规律、饮食结构不合理、缺少运动、长期紧张等,也都可能导致营养障碍,或使人形成不正常的人格和行为模式以致残疾。

(郑　蕾)

任务三　残疾的分类

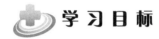 学习目标

知识要求

1.掌握国际和国内的残疾分类方法。

2.熟悉各类残疾的分级标准。

能力要求

能够熟练地对残疾进行分类和定级。

 案例导入

唐某,男,45 岁,在 MCR=20 dB 或 10 dB 时,可用助听器听别人说话,言语识别得分>60%,但在 MCR=10 dB 或-10 dB 时用助听器也听不到别人说话。双耳不同程度的永久性听力障碍,听不到或听不清周围环境声音。

问题:

1.唐某属于哪类残疾?

2.残疾程度为几级?

一、国际残疾分类

(一)ICIDH

1980 年,世界卫生组织发布了《国际残损、残疾和残障分类》(ICIDH),将残疾分为

以下三个阶段。

1. 残损

残损是由于各种原因导致人的生理、心理和解剖结构的某个部位受到损害。这是残疾发展过程中的第一步,具有可逆性,残损既可继续发展为残疾,又可因为及时采取干预措施而恢复正常。

2. 残疾

残疾是由于残损进一步发展,引起人体特定功能的减弱或丧失,影响人体正常进行某些活动。这是残疾发展过程中的第二步,具有可逆性,可因有效的治疗而趋于好转。

3. 残障

残障是指由于残损或残疾而减弱个体参与社会活动的能力,影响个体正常社会角色的扮演。这是残疾发展的最严重后果,此期,个体对家庭、社区、社会的依赖性增加,良好的社会支持系统成为实现残障康复的必需。

（二）ICF

2001 年,世界卫生组织制订了新的国际功能分类标准《国际功能、残疾和健康分类》,将残疾按结构和功能分类、活动分类和参与分类分为以下三个层面。

1. 身体结构和功能残损

与 ICIDH 中的"残损"对应。这一层面的残疾专指各种原因导致的躯体损害,仅限于系统、器官结构的损害和功能的障碍。它是病理情况在身体结构上的表现,可造成个体在身体、精神上偏离正常标准,引起功能障碍。

2. 活动受限

与 ICIDH 分类中的"残疾"对应。活动受限是指按照正常方式进行的日常活动能力的丧失和工作能力受限,包括行为、交流、生活自理、身体姿势、运动和出行等。活动受限可由身体结构和功能的残损引起,但并非所有的残损都会导致活动受限。

3. 参与局限

与 ICIDH 分类中的"残障"对应。参与局限主要是从受损个体的社会应对能力方面进行评定,是指由于残损、活动受限进一步发展,导致个体独立参加正常社会活动的能力减弱或丧失,日常行动、就业、经济自主受限。

二、我国残疾分类及标准

根据国家 2007 年公布的《第二次全国残疾人抽样调查残疾标准》,将残疾人分为六类。

（一）视力残疾标准

1. 视力残疾的定义

视力残疾指由于各种原因导致双眼视力低下并且不能矫正或视野缩小,以致影响其日常生活和社会参与。视力残疾包括盲及低视力。

2. 视力残疾的分级表（表 4-1）

表 4-1　视力残疾的分级表

类别	级别	最佳矫正视力
盲	一级	无光感～<0.02；或视野半径<5 度
	二级	0.02～<0.05；或视野半径<10 度
低视力	三级	0.05～<0.1
	四级	0.1～<0.3

注：①盲或低视力均对双眼而言，若双眼视力不同，则以视力较好的一眼为准。如仅有单眼为盲或低视力，而另一眼的视力达到或优于 0.3，则不属于视力残疾范畴。

②最佳矫正视力是指以适当镜片矫正所能达到的最好视力，或针孔视力。

③以注视点为中心，视野半径<10 度者，不论其视力如何均属于盲。

（二）听力残疾标准

1. 听力残疾的定义

听力残疾指人由于各种原因导致双耳不同程度的永久性听力障碍，听不到或听不清周围环境声及言语声，以致影响日常生活和社会参与。

2. 听力残疾的分级

听力残疾一级：听觉系统的结构和功能方面极重度损伤，较好耳平均听力损失≥91 dB，在无助听设备帮助下，不能依靠听觉进行言语交流，在理解和交流等活动上极度受限，在参与社会生活方面存在极严重障碍。

听力残疾二级：听觉系统的结构和功能重度损伤，较好耳平均听力损失在 81～90 dB，在无助听设备帮助下，在理解和交流等活动中重度受限，在参与社会生活方面存在严重障碍。

听力残疾三级：听觉系统的结构和功能中、重度损伤，较好耳平均听力损失在 61～80 dB，在无助听设备帮助下，在理解和交流等活动中中度受限，在参与社会生活方面存在中度障碍。

听力残疾四级：听觉系统的结构和功能中度损伤，较好耳平均听力损失在 41～60 dB，在无助听设备帮助下，在理解和交流等活动中轻度受限，在参与社会生活方面存在轻度障碍。

（三）言语残疾标准

1. 言语残疾的定义

言语残疾指由于各种原因导致的不同程度的言语障碍（经治疗一年以上不愈或病程超过两年者），不能或难以进行正常的言语交流活动（3 岁以下不定残）。

言语残疾包括以下内容。

（1）失语：由于大脑言语区域以及相关部位损伤所导致的获得性言语功能丧失或受损。

（2）运动性构音障碍：由于神经肌肉病变导致构音器官的运动障碍，主要表现为不会说话、说话费力、发声和发音不清等。

（3）器官结构异常所致的构音障碍：构音器官形态结构异常所致的构音障碍。其代表为腭裂以及舌或颌面部术后。主要表现为不能说话、鼻音过重、发音不清等。

（4）发声障碍（嗓音障碍）：由于呼吸道及喉存在器质性病变导致的失声、发声困难、声音嘶哑等。

（5）儿童言语发育迟滞：儿童在生长发育过程中其言语发育落后于实际年龄的状态。主要表现为不会说话、说话晚、发音不清等。

（6）听力障碍所致的言语障碍：主要表现为不会说话或者发音不清。

（7）口吃：言语的流畅性障碍。常表现为在说话的过程中拖长音、重复、语塞并伴有面部及其他行为变化等。

2. 言语残疾的分级

（1）言语残疾一级：无任何言语功能或语音清晰度≤10％，言语表达能力等级测试未达到一级测试水平，不能进行任何言语交流。

（2）言语残疾二级：具有一定的发声及言语能力。语音清晰度在11％～25％，言语表达能力未达到二级测试水平。

（3）言语残疾三级：可以进行部分言语交流。语音清晰度在26％～45％，言语表达能力等级测试未达到三级测试水平。

（4）言语残疾四级：能进行简单会话，但用较长句或长篇表达困难。语音清晰度在46％～65％，言语表达能力等级未达到四级测试水平。

（四）肢体残疾标准

1. 肢体残疾的定义

肢体残疾指人体运动系统的结构、功能损伤造成四肢残缺或四肢、躯干麻痹（瘫痪）、畸形等而致人体运动功能不同程度的丧失以及活动受限或参与局限。

肢体残疾包括以下内容。

（1）上肢或下肢因伤、病或发育异常所致的缺失、畸形或功能障碍。

（2）脊柱因伤、病或发育异常所致的畸形或功能障碍。

（3）中枢、周围神经因伤、病或发育异常造成躯干或四肢的功能障碍。

2. 肢体残疾的分级

（1）肢体残疾一级：不能独立实现日常生活活动。

①四肢瘫：四肢运动功能重度丧失。

②截瘫：双下肢运动功能完全丧失。

③偏瘫：一侧肢体运动功能完全丧失。

④单全上肢和双小腿缺失。

⑤单全下肢和双前臂缺失。

⑥双上臂和单大腿（或单小腿）缺失。

⑦双全上肢或双全下肢缺失。

⑧四肢在不同部位缺失。

⑨双上肢功能极重度障碍或三肢功能重度障碍。

（2）肢体残疾二级：基本上不能独立实现日常生活活动。

①偏瘫或截瘫，残肢保留少许功能（不能独立行走）。

②双上臂或双前臂缺失。

③双大腿缺失。

④单全上肢和单大腿缺失。

⑤单全下肢和单上臂缺失。

⑥三肢在不同部位缺失（除外肢体残疾一级中的情况）。

⑦两肢功能重度障碍或三肢功能中度障碍。

（3）肢体残疾三级：能部分独立实现日常生活活动。

①双小腿缺失。

②单前臂及其以上缺失。

③单大腿及其以上缺失。

④双手拇指或双手拇指以外的其他手指全缺失。

⑤两肢在不同部位缺失（除外肢体残疾二级中的情况）。

⑥一肢功能重度障碍或两肢功能中度障碍。

（4）肢体残疾四级：基本上能独立实现日常生活活动。

①单小腿缺失。

②双下肢不等长，差距在 5 cm 以上（含 5 cm）。

③脊柱强（僵）直。

④脊柱畸形，驼背畸形大于 70°或侧凸大于 45°。

⑤单手除拇指以外其他四指全缺失。

⑥单侧拇指全缺失。

⑦单足跗跖关节以上缺失。

⑧双足趾完全缺失或失去功能。

⑨侏儒症（身高不超过 130 cm 的成年人）。

⑩一肢功能中度障碍，两肢功能轻度障碍。

⑪类似上述的其他肢体功能障碍。

（五）智力残疾标准

1. 智力残疾的定义

智力残疾指智力显著低于一般人水平，并伴有适应行为的障碍。此类残疾是由于神经系统结构、功能障碍，使个体活动和参与受到限制，需要环境提供全面、广泛、有限和间歇的支持。

智力残疾包括：在智力发育期间（18 岁之前），由于各种有害因素导致的精神发育不全或智力迟滞；或者智力发育成熟以后，由于各种有害因素导致智力损害或智力明显衰退。

2.智力残疾的分级表（表 4-2）

表 4-2　智力残疾的分级表

级别	分 级 标 准			
	发展商（DQ） 0～6 岁	智商（IQ） 7 岁以上	适应性行为 （AB）	WHO-DAS 分值
一级	≤25	＜20	极重度	≥116 分
二级	26～39	20～34	重度	106～115 分
三级	40～54	35～49	中度	96～105 分
四级	55～75	50～69	轻度	52～95 分

注：WHO-DAS：WHO Disability Assessment Schedule，世界卫生组织残疾评定量表。

（六）精神残疾标准

1.精神残疾的定义

精神残疾指各类精神障碍持续一年以上未痊愈，患者的认知、情感和行为障碍，影响其日常生活和社会参与。

2.精神残疾的分级

18 岁以上的精神障碍患者根据 WHO-DAS 分值和下述的适应行为表现，18 岁以下者依据下述的适应行为的表现，把精神残疾划分为四级。

（1）精神残疾一级：WHO-DAS 分值≥116 分，适应行为严重障碍；生活完全不能自理，忽视自己的生理、心理的基本要求。不与人交往，无法从事工作，不能学习新事物。需要环境提供全面、广泛的支持，生活长期、全部需他人监护。

（2）精神残疾二级：WHO-DAS 分值在 106～115 分，适应行为重度障碍；生活大部分不能自理，基本不与人交往，只与照顾者简单交往，能理解照顾者简单的指令，有一定学习能力。监护下能从事简单劳动。能表达自己的基本需求，偶尔被动参与社交活动；需要环境提供广泛的支持，大部分生活仍需他人照料。

（3）精神残疾三级：WHO-DAS 分值在 96～105 分，适应行为中度障碍；生活上不能完全自理，可以与人进行简单交流，能表达自己的情感。能独立从事简单劳动，能学习新事物，但学习能力明显比一般人差。被动参与社交活动，偶尔能主动参与社交活动；需要环境提供部分的支持，即所需要的支持服务是经常性的、短时间的需求，部分生活需由他人照料。

（4）精神残疾四级：WHO-DAS 分值在 52～95 分，适应行为轻度障碍；生活上基本自理，但自理能力比一般人差，有时忽略个人卫生。能与人交往，能表达自己的情感，体会他人情感的能力较差，能从事一般的工作，学习新事物的能力比一般人稍差；偶尔需要环境提供支持，一般情况下生活不需要由他人照料。

以上六类残疾中，同时存在两种或两种以上残疾为多重残疾。多重残疾应指出其残疾的类别。多重残疾按所属残疾中最重类别残疾分级标准进行分级。

（郑　蕾）

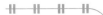
任务四　残疾的康复目标及基本对策

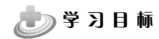

知识要求

1. 掌握残疾人的康复目标。

2. 熟悉残疾人康复的领域和原则。

能力要求

能够按照康复的原则制订康复计划并实施。

 案例导入

　　王某,男,39岁,驾驶员,3个月前因为高血压、右脑出血入某三甲医院抢救后住院10天出院,转入社区医院治疗至今,效果不佳。查体:左上肢肌力2~3级,左下肢肌力3~4级,左手精细活动能力差;右上肢肌力5级,右下肢肌力检查不配合,右下肢肌肉萎缩。患者能进行简单会话,但长句或长篇表达困难,语音清晰度在50%左右。自诉发病时摔伤右踝致骨折,愈合良,但影响负重及下床活动;常感头痛、头晕,注意力不集中,爱生气,长期卧床,进食、睡觉都需要家人和护工照顾。近两个月,仅做理疗和针灸。

　　问题:

　　1.该患者可能面临何种残疾?

　　2.该患者的康复目标是什么?

　　3.结合康复的原则,他应该做哪些康复训练?

一、康复目标

　　残疾人"人人享有康复服务"是我国康复服务的主要目标。残疾人"人人享有康复服务",是指有康复需求的肢体、视力、听力、言语、智力、精神等各类残疾人有条件、有能力接受基本的康复服务,实现功能上的改善和能力上的提高。康复服务具体包括医疗康复、康复训练、日间照料、工(娱)疗、辅助器具服务、职业康复、心理支持、信息咨询与转介等,其中社区康复是实现残疾人"人人享有康复服务"的基础。

(一)康复的领域

　　以往康复是狭义的概念,主要指医疗康复,但随着现代康复理念的发展,康复逐渐发展为全面康复的概念,包括医学康复、教育康复、职业康复、社会康复、心理康复等方面。

(1)医学康复:根据残疾人的运动状况、康复需求及家庭条件,在康复机构、基层康复站或采取家庭病床、上门服务等形式为残疾人提供的诊断、功能评定、康复治疗、康复护理、家庭康复病床和转诊等服务。医疗康复的内容和手段包括物理治疗、作业治疗、言语治疗、辅助器具、康复护理等。

(2)教育康复:通过教育与训练手段,提高残疾人的素质和能力。这些能力包括智力、日常生活能力、职业技能以及适应社会的心理能力等方面。通过学前教育、初等教育、中等教育、高等教育,残疾人身心功能得到改善,他们的素质和各方面能力得以提高,从而使他们获得最大程度的独立和生活能力;教育的过程就是康复的过程。

(3)职业康复:通过咨询、评估、辅导、训练及转介等一系列服务,协助身体有伤残或精神有缺陷的人,发挥就业潜力。职业康复包括职业咨询、职业评估、职业培训、职业辅导、就业辅导以及其他支持服务等。

(4)社会康复:消除社会对残疾人的偏见,去除影响残疾人日常生活和工作的物理障碍(无障碍设施),改善残疾人的法律环境,维护残疾人的合法权益,创造全社会都来关心残疾人、支持残疾人事业的良好社会环境。

(5)心理康复:心理康复是心理学应用于康复领域的产物。心理康复指以残疾人在康复过程中的心理特点和规律为依据,应用心理学的原则与方法治疗残疾人的各种心理困扰,包括情绪、认知与行为等方面,解决残疾人的心理障碍,减少焦虑、抑郁、恐慌等精神症状,促进他们人格的完善与发展,使他们较好地面对人生、面对生活和适应社会。

(二)康复的原则

(1)全面康复:人的需求是多方面的,因此康复服务应体现全面康复,促进残疾人在身体功能上、教育上、职业上、社会上、心理上都得到康复。

(2)以社区为基础:康复服务要以社区康复为基础,以实用、易行、受益广的康复内容为重点,大力开展社区康复,为残疾人提供就近就便的康复服务,推进康复进社区,服务到家庭。

(3)残疾人参与:康复服务要充分调动残疾人本身的主动性,鼓励有康复需求的残疾人树立自我康复意识,积极主动地参与康复活动。残疾人的近亲属监护人要给予必要的支持和帮助。

(4)个性化服务:康复服务要从残疾人康复需求出发,尊重残疾人及其亲友的意愿,以残疾人为本,提供"量体裁衣式"人性化的康复服务。

(5)社会化手段:康复服务要在政府的统一领导下,相关部门各司其职,充分利用社会化手段和方式,挖掘和利用社会资源,发动和组织社会力量,开展工作。

二、基本对策

对于残疾人康复服务,按照《国际残损、残疾和残障分类》的三个类别,予以不同对策。

（一）残损

（1）恢复或改善存在的功能障碍。

（2）预防和治疗并发症。

（3）调整心理状态，加强接受与克服的心理。

（二）残疾

（1）利用和加强残存的功能，如偏瘫患者的健肢操作，截瘫患者的上肢训练，以代偿功能的不足；必要的矫形手术等。

（2）假肢、支具、轮椅、辅助器的装配和使用，以补偿功能。

（三）残障

（1）改善居住条件和社会环境，包括住宅、公共建筑、街道、交通工具等。

（2）改善家庭环境，包括家属在心理上、护理上、经济上的支持。

（3）促进就业，保障接受教育的权利，过有意义的生活。

（4）完善无障碍设施，确保残疾人尽可能地和健全人一样参与社区活动。

（郑　蕾）

任务五　残疾的预防

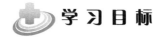
学习目标

知识要求

1.熟悉残疾的三级预防。

2.了解致残原因、残疾预防措施、残疾与康复治疗的关系。

一、疾病的三级预防

由于疾病谱的改变，预防的重点进入社会预防阶段，特别对慢性病的预防以及因慢性病、老年病所导致残疾的预防已成为当前卫生工作的重点之一。疾病预防不仅仅是阻止疾病的发生，还包括疾病发生后阻止或延缓其发展，最大限度地减少疾病造成的危害。因此，预防工作可以根据疾病自然史的不同阶段，相应地采取不同的措施，这就是疾病的三级预防。

1.一级预防

一级预防（primary prevention）亦称"病因预防"，是针对致病因素的预防措施。包括两方面内容：一是针对环境的措施，包括消除环境污染，保护空气、土壤、水源、农作物、食品等，以减少环境污染造成的危害，以及开展健康教育等；二是针对人的措施，包括选择健康的生活方式与行为习惯、做好预防接种、慎重选用医学措施和药品,以及针对特殊人群(如妇女、儿童、老人等)做好卫生保健工作等。

2. 二级预防

二级预防(secondary prevention)亦称"三早预防"或"临床前期预防",是在疾病初期采取的措施,强调早期发现、早期诊断、早期治疗,使疾病及早、彻底治愈。为了保证"三早"的落实,可采取普查、筛检、定期健康检查、高危人群重点项目检查以及设立专科门诊等措施,这需要对人群进行疾病知识的普及,以及提高医务人员的素质,两者缺一不可。

3. 三级预防

三级预防(tertiary prevention)亦称"临床预防",是在疾病的临床期,为了减少疾病的危害而采取的措施。包括对症治疗和康复治疗,防止病情恶化,预防并发症和后遗症,延长寿命,降低病死率;防止伤残和促进功能恢复,提高生命质量。

二、残疾的三级预防

人类的残疾具有三大特点,即发生的广泛性、后果的严重性和预防的可能性。1981年世界残疾预防会议拟定的《里兹堡宣言》就指出,大多数残疾的损害是可以预防的,残疾的预防应在国家、地区、社区以及家庭等不同层次进行。根据预防医学的三级预防原则,残疾预防可以从以下三个层面来进行。

1. 一级预防

预防各种导致残疾的疾病、损伤、发育畸形、精神创伤的发生,是预防残疾发生最有效的手段,可以预防大多数残疾,可使残疾发生率降低70%。主要措施如下。

(1)开展围生期检查与保健:进行婚前检查、加强遗传咨询,预防先天残疾的发生。

(2)进行免疫接种:预防某些致残性传染性疾病的发生。

(3)提倡合理行为和精神卫生:保持心理平衡,减轻精神压力,避免心理行为过激反应。

(4)防止意外事故发生:对幼儿、老人要注意看管照料,遵守安全规则,养成安全习惯,自觉维护安全环境,避免引发伤病的危险因素或危险源。

(5)建立健康的生活方式:开展健康教育,防止不良的生活方式致病致残,如避免酗酒、过度肥胖等。

2. 二级预防

疾病或损伤发生之后,采取积极主动的措施限制或逆转由残损造成的残疾,可使残疾发生率降低10%～20%。主要措施如下。

(1)早期筛查:及早发现有关疾病,以便早期干预,控制危险因素,做到早发现、早诊断、早治疗。

(2)改变不良的生活方式:实行合理饮食,如戒烟、戒酒,控制体重、血压、血脂,减轻精神压力,补充必要的营养成分等。

(3)早期进行医疗干预和康复治疗:早期干预促进身心功能康复,如进行心理疏导、抗结核治疗、白内障手术、体位护理等。

3. 三级预防

残疾出现后所采取的措施,防止不可逆转的残损转化为失能或残障,以减少残疾、残障给个人、家庭和社会造成的影响。这是康复预防中康复医学人员涉入最深和最多的部分。主要内容如下。

（1）系统康复治疗:通过家庭和社区各种康复机构的训练,提高残疾人生活自理和参加社会活动的能力。

（2）创造平等参与机会:为残疾人提供合适的辅助器械、居住条件和交通工具,提供教育与合适的工作。

（3）提供心理支持:为克服残疾患者的依赖性,应给予心理方面的支持和关爱。

三、医学进步对残疾预防的影响

1. 有利于残疾预防工作的开展

医学理论和医疗技术的发展与提高,为残疾预防提供了理论和技术保障,从而更有利于残疾预防工作的开展。例如,由于医学发展,明确了克山病的病因,在流行地区补硒消灭了这一高致残性疾病;再如基因工程技术的发展,大大降低了疫苗、胰岛素、促红素、白介素等药物的成本,这些在一级残疾预防和二级残疾预防中都起到了重要的作用。

2. 增加了疾病和损伤的致残率

医学的发展和进步使人口平均寿命延长,机体老化所致的残疾人数增加;新生儿抢救、心外科与脑外科手术、生命支持等医疗技术的提高,使过去无法挽救的生命得以延长,也相应地增加了疾病和损伤的致残率。因此,在残疾的三级预防中要考虑这些因素的影响及其流行病学特点。

四、康复治疗和预防残损

预防残损是一级残疾预防的主要内容,康复治疗是三级残疾预防的主要手段,二者都是康复医学的重要内容,相互补充。采用预防措施和技术是为了减少残损,当预防措施失效或缺乏适当的预防措施和技术时,康复治疗则显得尤为重要。

康复治疗促进残疾的二级预防,阻止残损恶化而导致的残疾。例如,患者肘关节肱骨髁间骨折后,石膏固定时间过久,且又无早期康复的概念,则会导致拆除石膏后肩、肘、腕关节的功能障碍,上肢多关节功能活动受限,出现残疾。若早期进行康复治疗,即使肘关节功能受限,但肩、腕关节功能活动良好,虽然仍有残损,但不影响日常生活,不致恶化为残疾。

康复治疗是残疾三级预防的主要措施,预防残疾向残障发展。残疾并非一定会导致残障,但如果未进行社会康复、职业康复等康复治疗,则会使残疾人处于不利地位,不能回归社会而发展为残障。

（陈丽娟）

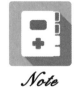

任务六　残疾相关的政策法规

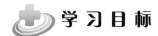

学习目标

知识要求

　　了解我国残疾人分类标准及残疾相关的政策法规。

　　残疾人在实现其个人潜能中受到生理、法律、社会等多方面的阻碍。目前,世界已有多个国家和地区制定和颁布了与残疾相关的政策和法规,有力地保证了残疾人合法权益和公平地参与社会,促进了残疾人事业的发展。各国残疾人立法的主要内容包括:强调权利平等和反对歧视;对残疾人给予特别扶助和特殊保障;注重完善残疾人的社会保障措施;重视推进无障碍环境建设。最新的残疾人立法趋势:一是更多地强调残疾人个体为权利主体;二是强调国家在满足残疾人需要方面承担主要责任。

一、国际相关的残疾政策与法规

　　1971 年联合国第 26 届大会通过了《精神发育迟滞者权利宣言》,揭开了国际社会共同维护残疾人权益的新篇章。1975 年联合国第 30 届大会通过了《残疾人权利宣言》。1982 年联合国第 37 届大会决定 1983—1992 年为"联合国残疾人十年",通过《关于残疾人的世界行动纲领》。1992 年联合国第 47 届大会通过决议,将每年的 12 月 3 日定为"国际残疾人日"。1994 年联合国又发布了《残疾人机会均等的标准规则》。

　　世界上许多国家除了有综合性残疾人立法外,还制定了一系列关于残疾人康复、教育、就业和社会保障的专门法律。联合国与其下设机构"世界卫生组织"在残疾人权益保障方面也做了大量工作。更令人鼓舞的是,2006 年 12 月 13 日联合国大会通过了《残疾人权利公约》(*Convention of the Rights of Persons with Disabilities*),该公约是联合国历史上第一部全面保护残疾人权利的国际法律文件,旨在促进、保护和确保所有残疾人充分、平等地享有一切人权和基本自由,并促进对残疾人固有尊严的尊重。中国是最早签署该公约的国家之一。该公约将指导各国立法,从城市规划、建筑、交通、教育、就业和娱乐以及残疾康复等方面改善残疾人的生存状况。

　　1980 年世界卫生组织(WHO)制订了《国际残疾人分类》方案,1981 年发表了《残疾的预防与康复》,1994 年与国际劳工组织、联合国教科文组织共同发表了联合意见书《社区康复(CBR)——残疾人参与、残疾人受益》。2002 年世界卫生组织又修订通过了《国际功能、残疾和健康分类》(ICF)。这些国际性纲领文件大大推动了残疾预防与康复工作的开展。2005 年 5 月第 58 届世界卫生大会审议通过了《残疾,包括预防、管理和康复》的决议,要求各成员国加强执行联合国关于残疾人机会均等的标准规则,促进残疾人在社会中享有完整的权利和尊严,促进和加强社区康复规划、卫生政策和规划中纳入有关残疾内容。该决议和联合国发布的《残疾人机会均等的标准规则》成为世界卫生组织行动主要依据的两个指导性纲领文件。

二、我国相关的残疾政策与法规

我国现代康复起步较晚,自 20 世纪 80 年代初引进以来,残疾人事业得到政府高度重视。国家为发展残疾人事业、改善残疾人状况采取了一系列措施:包括制订残疾人事业发展规划;出台残疾人相关政策;颁布残疾人法律、法规;建立统一的残疾人组织;制订残疾人扶贫攻坚计划;开展残疾人自强活动;进行宣传和公众教育,倡导文明的社会风尚;积极发展残疾人领域的国际交往等。

《中国残疾人事业五年工作纲要(1988 年—1992 年)》是由国务院 1988 年 9 月 3 日批准颁布实施的第一个残疾人事业发展规划,由中央计委、教育部、民政部、财政部、人社部、国家卫生健康委员会和中国残联,依据 1987 年全国残疾人抽样调查结果共同编制。我国的残疾人政策主要包括康复、教育、就业、扶贫、组联、维权、体育、宣传、基层组织与国际合作等几个方面。

在残疾人立法方面,我国制定了综合法规《中华人民共和国残疾人保障法》。同时还颁布实施了《中华人民共和国残疾人教育条例》、《中华人民共和国残疾人就业条例》等一系列专门性法律、法规;各省、自治区、直辖市也先后制定了本地区的《残疾人保障法》实施办法和其他法规,形成了以宪法为依据,以刑事、民事、诉讼等法律为基础,以《残疾人保障法》为核心,以行政法规、地方法规为支撑的保障残疾人权益的法律体系。

1990 年 12 月 28 日第七届全国人民代表大会常务委员会通过的《中华人民共和国残疾人保障法》是我国第一部弱势群体权益保障法,2008 年 4 月 24 日第十一届全国人民代表大会常务委员会第二次会议对其进行修订,该法全面保障残疾人权利,有利于残疾人平等地参与社会;并且规定每年 5 月的第三个星期日为"全国助残日"。

1994 年 8 月 23 日颁布实施的《中华人民共和国残疾人教育条例》是我国第一部有关残疾人教育专项法规,它的颁布实施,从法律上进一步保障了我国残疾人平等受教育的权利,促进了残疾人教育事业的发展。

2007 年 2 月 14 日国务院第 169 次常务会议通过的《中华人民共和国残疾人就业条例》,自 2007 年 5 月 1 日起施行,要求用人单位应当按照一定比例安排残疾人就业;禁止在就业中歧视残疾人;县级以上政府应当开发适合残疾人就业的公益性岗位,保障残疾人就业;国家对集中使用残疾人的用人单位依法给予税收优惠,并在生产、经营、技术、资金、场地使用等方面给予扶持,并为就业困难的残疾人提供有针对性的就业援助服务,鼓励和扶持职业培训机构为残疾人提供职业培训,并组织残疾人定期开展职业技能竞赛;促进残疾人就业,保障残疾人的劳动权利。

2001 年《关于国民经济和社会发展第十个五年计划纲要的报告》已将康复纳入其中。2002 年 8 月国务院办公厅转发国家卫生健康委员会、民政部、财政部、公安部、教

育部、中国残联《关于进一步加强残疾人康复工作的意见》，提出到 2015 年实现残疾人
"人人享有康复服务"的目标。

2007 年 3 月，我国签署了《残疾人权利公约》，于 2008 年 8 月 31 日起正式生效。
该公约一方面强调对残疾人经济、社会、政治等各项权利的保护，另一方面要求采取具
体措施发展残疾人事业。我国立法机关对《残疾人权利公约》的批准，有利于进一步促
进我国残疾人事业与人权事业的发展。

1989 年由建设部、民政部和中国残联联合颁布实施的《方便残疾人使用的城市道
路和建筑物设计规范》，是我国第一部保障残疾人参与社会生活、方便残疾人和老年人
的建筑设计法规。该法规确定了建筑物内部、外部无障碍设计的要求，包括坡道、音响
交通信号、触感材料等使用的规定，电梯、走廊、厕所、盥洗室、浴室、电话、信箱、饮水设
施等便于残疾人使用的要求；并要求凡符合无障碍设计规范的道路、桥梁及公共建筑，
都应在明显的位置设立国际通用标志(图 4-1)。

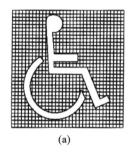 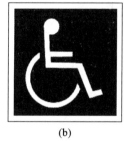 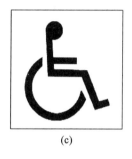

(a)　　　　　　　　(b)　　　　　　　　(c)

图 4-1　残疾人国际通用标志

注：标志牌尺寸分为边长为 0.10 m 与 0.45 m 两种规格的正方形，一种画有白色轮椅图案而衬以深色衬底，
另一种使用相反颜色。所示方向为右行时，轮椅面向右侧，所示方向为左行时，轮椅面向左侧。附加文字或方向说
明时，其颜色应同衬底形成鲜明对比。标志牌用于指示无障碍设施所在的方向及专用设备的位置，可提供以下信
息：①指示建筑物出入口及安全出口；②指示建筑物内外通道；③指示专用设施的位置(如残疾人专用席位)及专用
空间位置(如停车场)；④指示城市通道、桥梁和地下通道等所在的位置。

随着我国残疾人事业的迅速发展和 2008 年残奥会的成功举办，很多公共场所都
为残疾人提供了专用的服务设施。2009 年由中国标准化研究院设计的《标志用公共信
息图形符号第 9 部分：无障碍设施符号》正式实施。该标准规定了视力障碍、行走障
碍、听力障碍等 15 个供残疾人、老年人、伤病人及其他有特殊需求人群使用的标志用
公共信息图形符号(图 4-2)。这些图形符号广泛适用于机场、车站、码头、商场、医院、
银行、邮局、学校、公园、各类场馆等公共场所，也适用于运输工具和其他服务设施；此
外，还适用于公共信息导向系统中的位置标志、导向标志、平面示意图、信息板、街区导
向图等导向要素的设计。

2012 年由国务院第 208 次常务会议通过了《无障碍环境建设条例》，该条例由无
障碍设施建设、无障碍信息交流、无障碍社区服务、法律责任等内容组成，为残疾人出
行创造无障碍环境，保障他们平等参与社会生活的权利。

Note

65

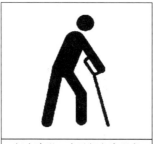

行走障碍：表示行走障碍者
或供行走障碍者使用的设施

(a)

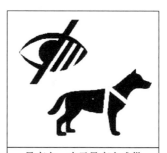

导盲犬：表示导盲犬或供
导盲犬使用的设施

(b)

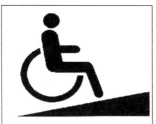

无障碍通道：表示供残疾人、
老年人、伤病人等行动不便者
使用的坡道

(c)

导听犬：表示导听犬或供
导听犬使用的设施

(d)

图 4-2　我国部分无障碍设施符号示意图

（陈丽娟）

学习检测

一、选择题

1.残疾的类别不包括以下哪种？（　　　）

A. 智力残疾　　　　　B. 肢体残疾　　　　　C. 心理残疾　　　　　D. 多重残疾

2.《国际功能、残疾和健康分类》的英文简称是（　　　）。

A. ICF　　　　　　　　B. ICIDH　　　　　　C. ICD　　　　　　　D. CID

3.下列可能导致先天性残疾的有（　　　）。

A.近亲结婚后生育　　　　　　　　　B. 儿童期缺乏人体必需的维生素

C.精神压力过大　　　　　　　　　　D. 骨关节疾病

4.ICF 中残疾的三个成分不包括（　　　）。

A.身体结构和功能残损　　　　　　　B. 活动受限

C.参与局限　　　　　　　　　　　　D. 残障

5. WHO-DAS 分值为 110 分,属于（　　　）。

A.精神残疾一级　　　　　　　　　　B. 精神残疾二级

C.智力残疾一级　　　　　　　　　　D. 智力残疾二级

6.左侧上臂缺失,属于哪一级残疾？（　　　）

A.肢体残疾一级　　　　　　　　　　B. 肢体残疾二级

C.肢体残疾三级　　　　　　　　　　　D.肢体残疾四级

7.康复的主要领域包括(　　)。

A.教育康复、职业康复、就业康复、社区康复、心理康复

B.教育康复、职业康复、医学康复、社会康复、心理康复

C.工伤康复、职业康复、医学康复、社会康复、心理康复

D.教育康复、职业康复、言语康复、物理康复、心理康复

习题答案

二、案例分析题

张华,女,44岁,有一个正在本地读大学一年级的女儿,丈夫在女儿幼年时因病去世。张华没有正式工作,这么多年来一直靠做临时工作维持家庭生活,比如做保姆、街道清扫员、家政员等。去年3月份,由于一场车祸,张华不幸失去了一条腿,住院没多长时间,她就因无力支付医药费出院。至今她还无法接受这种巨大的生活变迁,整日闷闷不乐,脾气也很暴躁,经常对女儿发脾气,有时候甚至不吃不喝,病情也没有好转。后来在女儿的劝说下,她的情绪好了一点,但她还是经常想到"自己是个废人,什么用处也没有了",有时甚至想自杀,但又觉得不能让女儿孤孤单单一个人在世上生活。现在她几乎不出门,不愿意和健全人说话,也不乐意和残疾人交往。

分组讨论:

1.该案例中张华是否残疾?

2.若要定级,需要做哪些评估?

3.康复工作应该如何开展?

三、综合讨论题

1.在我们日常生活中有哪些容易致残的行为因素?

2.学好康复医学,对于实现"人人享有康复服务"的重要性体现在哪些方面?

Note

项目五　康复医疗机构与组织方式

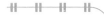

本项目PPT

任务一　康复医学的基本原则和服务方式

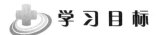

学习目标

知识要求

1. 掌握康复医学的基本原则。

2. 熟悉康复医学的基本服务方式及工作内容。

能力要求

1. 能够理解和贯彻康复医学的基本原则。

2. 能够理解社区康复在康复医学中的地位与作用。

案例导入

　　王某,女,52岁,家庭主妇,在买菜的过程中被一醉酒驾车的司机撞伤,造成全身多处疼痛,活动障碍。经路人送入医院进行治疗。入院查体:意识清楚,心肺正常。脸部和四肢多处软组织挫伤。右侧前臂下端疼痛、出现畸形并有异常活动。双侧大腿疼痛,无法行走。经X线检查,诊断为右侧尺桡骨下端骨折、双侧股骨干骨折。未见神经系统损伤的征象。入院后医生行右侧尺桡骨骨折切开复位内固定术、双侧股骨骨折切开内固定术。术后给予运动训练、物理因子治疗等,复查X线:骨折对位对线良好。全身未出现其他并发症。

　　问题:

　　1. 本病例中的临床医生是否具有康复意识?

　　2. 康复医学的基本原则是什么?

Note

一、康复医学的基本原则

现代康复医学的服务对象是由各种原因引起的不同程度功能障碍者,包括由各种损伤致残、因各种急慢性疾病致残和因年龄老化等后天原因所致的功能障碍者及先天的各种原因导致的功能障碍者。因此,不要简单地认为康复医学研究的对象只是内、外、妇、儿、五官等临床医学的患者,而应该还包括所有患病、遭受创伤等各种原因所致的暂时性和永久性残疾的人。康复的目的是最大限度地减少病、伤、残对患者造成的身体、心理和社会功能障碍,使其发挥最大潜能,提高独立生活、工作、学习能力,改善生活质量,以回归家庭和社会为最终目标。在康复的过程中,既要应用包含康复医学技术的医学方法和手段,还要应用社会学、心理学、教育学、工程学等方面的方法和技术,同时还需要相应的政策、立法等措施的支持。在康复措施实施的过程中,都要遵循"功能训练、早期同步、主动参与、全面康复、团队精神、回归社会"的基本原则。

(一)功能训练

对病、伤、残者丧失了的机体功能进行训练,努力使之恢复或代偿的过程,称为功能训练。其目的在于对各种原因引起的各种功能障碍加以矫治,使之有所减轻,并尽量使病、伤、残者能够生活自理,提高生活质量,进而重新获得参加工作和社会生活的能力。对于已经丧失或不完全丧失的机体功能,有的可直接恢复,但绝大多数均需要通过反复训练,或由机体其他部分功能代偿,甚至需装配假肢或矫形工具。

从康复医学的角度来看,功能训练是一种积极的自我治疗,在康复医学中具有首要和核心的地位。它注重充分发挥康复对象的主观能动性,主要通过其自身的努力,使机体残存功能获得最大限度的改善或恢复。

功能训练不等同于医疗体育锻炼,其内容不仅依康复对象的具体情况而定,而且重点应着手培训康复对象的独立生活能力,如生活起居、坐卧、行走、穿衣、吃饭、盥洗、语言交流、劳动及就业等。为使康复对象恢复这些能力,不是仅靠简短训练就可长期保持的,而是要通过反复训练、矫正,甚至还需要加用一些辅助器械、改造康复对象的居室或周围环境,才得以实现。

功能训练内容广泛,常见的有各种运动功能训练、言语与吞咽功能训练、认知功能训练、心肺功能训练、日常生活活动能力功能训练、气功疗法、医疗体育等。

功能训练的内涵包括:功能的增强、发展、代偿、补偿、代替、调整、矫正、适应等,以达到功能恢复或重建和发展的目的。

功能训练的理想结果是:能独立完成日常必需的功能活动,对生存环境能很好地适应,生活质量明显提高。

(二)早期同步

康复介入的时间不仅只是在功能障碍出现之后,而且还应在功能障碍出现之前进行早期预防。康复医学的早期预防、早期诊断、早期介入、早期治疗,能有效预防残疾的发生。

功能障碍可以是现存的或潜在的,可逆的或不可逆的,部分的或完全的;也可以是与疾病同时存在的,与伤病无关而独立存在或伤病后遗留的。如果医务工作者能在临床治疗一开始就全面系统地考虑患者的功能障碍的预后及转归问题,制订相应的康复治疗计划,采取有效的康复措施就能将残疾的发生率降到最低。如小儿脑瘫,如果能尽早进行康复治疗,则患儿的各项功能均可大大提高,其未来的生活质量才有可能提高,从而尽可能地和正常人一样融入社会。

残疾一旦发生或已不可逆转时,也应尽早制订综合的康复治疗措施,防止残疾继续发展,将其降到最轻程度,使残疾人尽可能保持并改善尚存的功能。因此,只有康复医学早期介入,才能做到康复医学治疗与临床医学治疗同步进行,从而大大提高治疗效率。

（三）主动参与

康复医学与临床医学治疗手段不同:临床治疗以药物、手术等为主,患者只需被动接受即可;而康复医学则是以提高躯体、心理、社会功能为主,患者理应是治疗的主动参与者。

在整个康复过程当中,如果没有患者的主动参与,任何康复治疗都不会收到理想的效果,已经有效的也不可能长期维持。所以,要求患者在病情允许的情况下,应尽早参与训练,指导、鼓励患者主动完成自己力所能及的各项作业。主动参与可以使患者意识到功能的恢复与个人努力分不开,并能使之看到希望的存在,进而充分调动患者治疗的积极性,激发患者对康复训练的热情;同时可以减少各种并发症的发生,对患者早日康复、回归社会有着重要的积极意义。

（四）全面康复

世界卫生组织要求康复"最大限度地恢复和发展病、伤、残者的身体、心理、社会、职业、娱乐、教育和周围环境相适应方面的潜能"。为了实现残疾人享有平等机会和重返社会的目标,采取医学康复、教育康复、职业康复、社会康复等多种康复手段,达到在身体功能、心理、社会、职业和经济能力等各方面都获得最大限度的恢复的目的,这是全面康复的内涵。全面康复又称为整体康复或综合康复。

康复医学不仅注重功能障碍的器官和(或)肢体,更注重功能障碍者的整体综合能力的变化和评估;不仅重视生理上(身体上)的康复,更关心患者心理上(精神上)和社会上的康复。

对不同的康复对象所采取的手段和介入的时间是不同的,医学康复往往首先介入,其他的康复工作在康复过程中可能晚一些适时地介入,其中社会康复所持续的时间是最长的。

让每一位患者朋友都拥有一个健康、和谐、快乐的人生,不仅仅是医务人员的责任,更是每一位康复工作者终生奋斗的目标。

（五）团队精神

团队是由若干人员组成,以团队任务为导向,为实现团队目标和使命而互相影响、互相信赖与协作,并规定高度一致的行为规范的人群有机体。康复工作十分强调各专业之间的通力协作。康复医学涉及多个学科,除康复医师外,还要与多个学科互相配合才能实现全面康复的目标,康复医学的这种工作方法称为多学科工作法。其中,康复医师是协作组的领导和协调人,物理治疗师、作业治疗师、言语矫治师、心理治疗师、

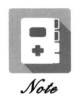

假肢与矫形器师、文体治疗师、社会工作者等是协作组的主要成员。

在患者的康复过程中，要求协作组中的成员相互配合、沟通、协调，充分发挥本学科的技术特长，为患者功能最大限度地提高这个共同目标而完成自己应尽的职责。各成员从不同的角度对患者进行检查评定，在治疗方案拟订中就患者功能障碍的性质、部位、严重程度、发展趋势、预后、转归等，提出各自的对策，最后由康复医师归纳总结为一个完整的治疗计划，再由各专业人员分头付诸实施。通过"联合作战"的工作方式，康复治疗协作组各成员综合协调地发挥各学科和专业的作用，才能圆满完成康复工作。

（六）回归社会

人在社会中生活，而残疾往往使病、伤、残者离开社会。进行医疗、心理、教育和职业一系列康复的最终目标就是使他们通过功能的改善和环境的改变而能重返社会，成为社会当中有价值的一员，重新参与社会生活，履行社会职责，分享社会福利。这样才能促使康复对象力争成为独立自主和实现自身价值的人，从而平等参与生活。

人们能参与社会生活，履行社会职责，必须具备以下六个方面的基本能力：①意识清楚，有辨人、辨时、辨向的能力；②个人生活能够自理；③可以行动（步行或借助于工具，如乘坐交通工具或利用轮椅等）；④可进行家务劳动和消遣性作业；⑤可以进行社交活动；⑥有就业能力，以求经济上的自立。

二、康复医学的基本服务方式

世界卫生组织提出康复医学的基本服务方式有三种，即医疗机构康复（institution-based rehabilitation，IBR）、以社区为基础的社区康复（community-based rehabilitation，CBR）和上门康复服务（outreaching rehabilitation service，ORS），随着康复医学的不断发展，各国都在努力探索符合本国国情的康复服务模式。根据我国的具体情况，适合我国国情的康复医学工作的服务方式有医疗机构康复和社区康复两种基本服务方式。

（一）医疗机构康复

1. 医疗机构康复的概念

医疗机构康复是指以医院为基地的康复，由专业人员应用机构内拥有的技术和设备进行康复，如康复医学研究所（中心）、康复医院（中心）、专科康复医院、综合医院中的康复医学科、康复医学科门诊、专科康复门诊等机构进行的康复工作。它有较先进、完善的康复设备，有经过正规训练的各类康复专业人才，工种齐全，有较高的专业技术水平，能解决病、伤、残者的各种康复问题，但是病、伤、残者必须来到该机构才能接受康复服务。

医疗机构康复是进行整体康复，也就是对病、伤、残者进行全面综合性的康复，其着眼点不仅是对遭受损害导致功能障碍的器官或肢体，更重要的是将病、伤、残者作为与健全人平等看待的整体的"人"，应使其能进行正常的家庭生活，能够参与社会活动，并能从事较为适宜的工作。因此，对于病、伤、残者的康复不能仅限于医疗康复、肢体功能训练等专项康复，而应该从适应社会存在的"人"来实施康复医疗，即从身体、心理、社会等多方面进行评估和实施功能康复训练。

2. 医疗机构康复的特点

康复医疗机构拥有适应各种功能障碍者需要的康复设施,配备各类康复医学专业人员,具有较高的专业技术水平,能解决病、伤、残者的各种康复问题,并可作为康复医学研究和培养各种康复专业人才的基地。其优点是能结合临床医学使病、伤、残者早期、全面地得到康复治疗,服务水平高,有利于康复者尽早回归社会;但费用一般较高,且患者必须来院或住院方能接受康复医疗服务。

医疗机构康复的服务方式能更好地体现康复医学的基本原则。

(二) 社区康复

社区康复(CBR)是世界卫生组织于1978年发表阿拉木图宣言之后开始的。社区康复作为一种策略,通过充分利用社区资源,提升低收入或中等收入国家残疾人获得康复服务的机会。社区康复是一种新的、有效的、经济的康复服务途径,即利用社区资源,为残疾人提供就地的全面康复服务,因其经济、有效、方便、可行,故对世界各国包括发展中国家均适合。我国自1986年正式开始社区康复工作,30多年来已取得了较好的成绩,并积累了较丰富的经验。

1. 社区的概念

社区是指一个范围较小,由具有共同政治、经济、文化层面的人群及其居住、活动的地区组成,它是由同住于一个地区或一个乡村的人群所构成的社会。社区具备五个要素:①有一定的地域范围;②有相对固定的人群;③具备生活设施;④具有特定的文化背景、行为规范和认同意识;⑤有相对应的生活方式和管理机构及制度。在我国相当于城市中的街道和农村中的村镇。

2. 社区康复的概念

社区康复也称基层康复,以农村乡镇或城市街道为基地,为残疾人提供康复医疗服务,即在社区的范围内,利用和依靠本身的人力、物力、财力、信息和技术资源,以简单而实用的方式向伤、病、残者提供必要的医疗、教育或职业康复等方面的服务。上门康复服务也属于社区康复的服务方式。

随着社区康复在全球不断的深入开展,社区康复的定义也在不断地更新和完善,不同国家和地区结合本国本地的实情对社区康复的定义和内涵的理解各有不同。WHO等国际组织曾多次对社区康复的定义进行修订,以适应残疾人的康复和全球社区康复的发展。

1981年,WHO康复专家委员会给社区康复所下的定义是:社区康复是指在社区的层次上采取康复措施,这些措施是利用和依靠社区的人力资源而进行的,包括依靠有残损、失能、残障的人员本身,以及他们的家庭和社会。

1994年,联合国教科文组织、国际劳工组织、WHO联合发表的《关于残疾人社区康复的1994联合意见书》对社区康复定义进行了更广阔、更深层次的阐述:社区康复是社区发展计划中的一项康复策略,其目的是使所有残疾人享有康复服务,实现机会均等、充分参与的目标。社区康复的实施要依靠残疾人自己及其家庭、所在社区,以及相应的卫生、教育、劳动就业、社会保障等相关部门的共同努力。

结合我国实际情况,目前我国对社区康复所下的定义是:社区康复是社区建设的重要组成部分,是指在政府领导下,相关部门密切配合,社会力量广泛支持,残疾人及其亲友积极参与,采取社会化方式,使广大残疾人得到全面康复服务,实现机会均等、充分参与社会生活的目标。

3. 社区康复的特点

社区康复与医疗机构康复相比,有其独特性,主要表现在以下几个方面。

(1)社区康复是社会发展的一项战略,是"人人享有康复服务"的基本策略,故而将其纳入社区建设的规划中。

(2)社区康复以社区为基地,由政府领导、多部门参与,各司其职、协调运作,还能充分发挥非政府组织、社会和个人的力量,具有社会化的管理方式。

(3)社区康复的主要对象是残疾人,此外,慢性病患者、老年人等需要康复服务的人群也是社区康复的服务对象。

(4)社区康复特别强调病、伤、残者及其家属主动参与康复计划的制订和实施,积极开展康复训练,而不是被动接受。

(5)康复训练就地取材、就近训练,采用适宜的康复技术,方法简单易行,时间可持续、持久。

(6)有技术资源中心和专家指导组的指导,有各部门、各专业共同组成的转介服务系统,能实现病、伤、残者的全面康复,亦即提供医疗、教育、职业、社会等方面的康复服务。

(7)社区康复资金投入少,服务覆盖面广,康复效益良好。

4. 社区康复的基本原则

社区康复服务在国际上已开展了20余年,呈现出多种模式的发展趋势。不论采用哪种模式,都应遵循社区康复服务的基本原则,以达到其最终目标:使所有的康复对象都享有康复服务,使残疾人与健全人机会均等,充分参与社会生活。

(1)坚持社会化的工作原则:这一原则是相对于封闭、孤立、一家包揽的工作方式而提出的,具体是指:在政府的统一领导下,相关职能部门各司其职,密切合作,挖掘和利用社会资源,发动和组织社会力量,共同推进工作的原则。社区康复服务自始至终均应遵循这一原则。

康复对象通过社区康复服务不仅要实现功能康复、整体康复,而且还要实现重返社会的最终目标,这就需要多部门、多组织、多种人员和力量的共同参与。只有坚持社会化的工作原则,才能使这项社会系统工程顺利实施。

(2)立足于以社区为本的原则:随着经济的发展和社会的进步,人们对社会环境、医疗卫生、大众教育、社会生活等方面的需求不断增加。近年来出现了社区化发展的趋势,即向社区大众直接提供各种服务。以社区为本,就是社区康复服务的生存与发展必须从社会实际出发,立足于社区内部的力量,使社区康复服务做到社区组织、社区参与、社区支持、社区受益。

(3)遵循"低成本、广覆盖"的原则:"低成本、广覆盖"是我国卫生工作改革的一项原则,也是社区康复服务应遵循的原则,是指以较少的人力、物力、财力投入,使大多数服务对象能够享有服务,即获得较大的服务覆盖面。

坚持"低成本、广覆盖"的原则具有重要的现实意义。我国尚处于社会主义初级阶段,不能盲目追求康复机构在规模和数量上的发展,而是要加强康复资源的有效利用,提高康复服务质量,走低投入、广覆盖、高效益的道路。据国外统计,康复机构人均费用约为 100 美元,仅覆盖了 20% 的康复对象,而社区康复服务人均费用仅为 9 美元,却覆盖了 80% 的康复对象。据国内统计,以脑瘫儿童康复为例,由于床位有限,加之大多数脑瘫儿童受经济、交通、陪护等条件的限制,很少能到机构进行康复训练。少数能到康复机构进行训练的,3 个月为一个疗程,费用近万元。社区康复服务可以就地就近,甚至在家庭中开展训练,不受疗程的限制,可以长期进行,且经济投入仅数百元就可以满足训练的设备要求。

(4)贯彻"因地制宜、分类指导"的原则:社区康复服务既适合于发达国家,也适合于发展中国家,其目的是使大多数的康复对象享有全方位的康复服务。由于发达国家和发展中国家在经济发展水平、文化习俗、康复技术及资源、康复对象的康复需求等方面有很大的差异,即使是在同一个国家,不同地区也有很大的差异,因此,只有根据实际情况,因地制宜、分类指导,采取适合本地区的社区康复服务模式,才能解决当地的康复问题。

(5)采取适宜的康复技术的原则:要想使大多数康复对象享有康复服务,就必须使大多数康复人员、康复对象本人及其亲友掌握康复技术,这就要求康复技术必须易懂、易学、易会,因此康复技术应注意在以下四个方面进行转化。

①现代复杂康复技术向简单、实用化方向转化。

②机构康复技术向基层社区、家庭方向转化。

③城市康复技术向广大农村方向转化。

④外来的康复技术向适用于本地的中医康复技术转化。

(6)坚持"康复对象主动参与"的原则:社区康复服务与传统的机构式康复服务的区别之一,是康复对象角色的改变——使其由被动参与、接受服务的角色,成为主动、积极的参与者,参与康复计划的制订、目标的确定、训练的开展以及回归社会等全部康复活动。康复对象的主动参与主要体现在以下四个方面。

①康复对象要树立自我康复意识。

②康复对象要积极配合康复训练。

③康复对象要参与社区康复服务工作。

④康复对象要努力学习文化知识,掌握劳动技能,自食其力,贡献社会。

5. 社区康复的工作内容

社区康复工作在社区政府领导下,各部门各司其职,密切配合,把握好各项工作环节的衔接,贯彻全面康复的原则,从残疾的预防,到残疾人的医学康复、教育康复、职业康复、社会康复。根据世界卫生组织提出的模式和我国一些地区试点工作的经验,社区康复应包括以下几方面的工作内容。

(1)残疾普查:普查全社区残疾情况,了解残疾人员分布、人数、残疾种类、残疾原因等,通过普查取得第一手资料,为制订残疾预防和康复计划提供依据。

(2)残疾预防:依靠社区的力量,落实各项有关残疾预防的措施,如给儿童服用预防急性脊髓灰质炎的糖丸,以及其他的预防接种,搞好优生优育和妇幼卫生工作,开展环境卫生、营养卫生、精神卫生、保健咨询、安全防护措施及卫生宣传教育等工作,减少残疾的发病率。

（3）医学康复：依靠社区的力量，在家庭和（或）社区康复站，对有潜能、需要康复的残疾人，开展必要的、可行的功能训练，如步行训练、生活自理训练、语言沟通训练、心理辅导等，以改善其生活自理能力和劳动能力，逐步适应家庭生活和社会生活。对复杂的、疑难的病例及时转诊到上级医院或康复中心进行诊疗。

（4）教育康复：帮助残疾儿童解决上学问题或组织社区内残疾儿童进行特殊教育，充分开发学龄残疾儿童大脑智能的潜力，使残疾儿童能与健康儿童一样享有受教育的机会。

（5）职业康复：依靠社区的力量，为社区内有一定劳动能力、有就业潜力的成年残疾人，提供就业咨询和辅导，或介绍到有关职业培训中心进行培训，并进行就业前的评估和训练，帮助解决就业问题，尽可能安排在社区开办的工厂、车间、商店、公司等单位实现就业。

（6）心理指导：通过了解、分析、劝说、鼓励和指导等方法，帮助残疾人树立康复信心，正确面对自身残疾，并使残疾人家属理解、关心、尊重残疾人，支持、配合康复训练。

（7）社会康复：依靠社区的力量，组织社区内残疾人和（或）非残疾人一起参与文娱、体育等社会活动；帮助残疾人解决医疗、住房、交通等方面的困难；对社区内的所有成员进行宣传教育，消除歧视，帮助残疾人重返社会。

（8）独立生活指导：依靠社区的力量，提供有关残疾人独立生活的咨询和服务，如有关残疾人经济、法律、权益的咨询和维护，有关残疾人用品用具的购置、使用和维修服务，独立生活技能咨询和指导等。

6.社区康复的目标

（1）使伤残者身心得到康复。依靠社区的力量，以基层康复站和家庭为基地，通过简便易行的康复训练和给予辅助用具使伤残者能够最大限度地恢复生活自理的能力，并能步行或利用轮椅等代步工具在家中和社区周围活动，以及能与周围的人互相沟通和交流。

（2）使伤残者享受到均等的机会：主要是指平等地享受入学和就业的机会。为学龄残疾儿童安排学校适时上学，为青壮年残疾人提供就业机会，使之在力所能及的范围内就业。

（3）使伤残者成为社会平等的一员。社区康复的成功需要全社会的关心和支持，这就必须在社区营造一个帮残助残的良好社会风气，构建一个和谐的社区，使伤残者融入这个大家庭，受到应有的尊重和帮助，不被歧视，不受孤立和隔离，支持其参加社会活动，成为社会平等的一员。

总之，社区康复的精髓在于"社区组织、社区参与、社区支持、社区受益"，即把康复工作落实到社区。社区康复作为社区发展的一项战略，已进入了一个多元化、快速发展的新阶段。社区康复是 WHO 提出的在 21 世纪实现"人人享有医疗保健和康复服务"目标的最好体现形式。

医疗机构康复与社区康复这两种基本的康复服务方式之间是相互联系、相互促进的，如果没有康复医疗机构，社区康复将缺乏人员培训基地和技术支持，康复中的复杂问题、疑难问题也无处解决。另一方面，如果没有社区康复的推广，残疾人的普遍康复问题就难以解决。所以需要同时存在一定数量的医疗机构康复与社区康复才能较好地解决广大病、伤、残者的康复问题，但二者之间也存在着一定的差异（表 5-1）。

表 5-1 医疗机构康复与社区康复比较

比较内容	医疗机构康复	社区康复
管理系统	复杂	相对简单
康复技术	高	低
人际关系	较淡薄	较稳定和谐
患者参与情况	被动	主动
人员专业性	专业性强	一专多能
服务人员组成	医护人员	康复人员
康复效果	相对短期	持久
受益面	较小	大
康复费用	高	低

（卢健敏）

任务二　康复医疗机构

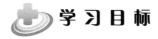 学习目标

知识要求

1.熟悉康复医疗机构的常见形式及组织形式。

2.了解康复医学科的设置。

3.理解社区康复在康复医学中的地位与作用。

能力要求

1.能够明确常见康复医疗机构的特点。

2.能够明确康复医学科的各项设置。

 案 例 导 入

患者，男，80 岁，因走路不慎滑倒致右侧股骨颈粉碎性骨折。急诊入院后考虑患者年纪大，又伴有高血压，手术存在较大风险，行股骨髁上骨牵引。患者需要住院治疗数周。

问题：

1.患者是否需要前往康复医疗机构接受治疗？

2.如果需要，应前往何种形式的康复医疗机构？

3.能够对该患者进行康复治疗的机构应该具备什么样的条件？

一、康复医疗机构的组织形式

康复医疗机构是指具有能独立完成康复医学各项任务的机构。

我国是一个发展中国家,也是世界上人口最多、残疾人数量最多的国家。现代康复医疗根据患者的康复需求和客观环境条件,可在不同水平和不同形式的康复医疗机构中进行。现有的康复医疗机构大致可分为以下五种形式。

(一)康复中心

设有病床、护理站及配套的医疗设施,适应各种功能障碍者的康复医疗,其主业为康复诊断和康复治疗,这种类型的机构多被称为康复中心。康复中心按其规模和性质可分为综合性康复中心和专科性康复中心。

1.综合性康复中心

综合性康复中心是独立的康复机构,一般建立于自然条件较好的地方,有较为完善的康复设施,包括系统的功能测试设备和各种康复疗法科室。目前我国规模最大的康复中心是中国康复研究中心(简称中康),即北京博爱医院。中国康复研究中心是集康复医疗、康复医学科学技术研究、康复人才培养、康复信息服务、康复工程研究以及社会服务指导于一体的综合性康复机构和技术资源中心,是一家三级甲等康复专科医院。设有门诊部、住院部、康复部等,组建有截肢者会诊中心、偏瘫治疗中心、言语听力康复国际合作中心、儿童脑瘫康复国际合作中心、白内障治疗中心、泌尿外科钬激光腔镜诊疗中心、脑血管病治疗中心等专科治疗中心,床位达 1100 张。由康复医师、有关学科的临床医师、康复护士、物理治疗师、作业治疗师、言语治疗师、心理治疗师、假肢与矫形器师、中医康复治疗师等专业技术人员组成的康复团队,为患者进行临床诊断、功能评定、康复计划制订,进行综合康复治疗和必要的临床治疗,同时进行康复医学的科研工作。综合性康复中心的组织结构如图 5-1 所示。

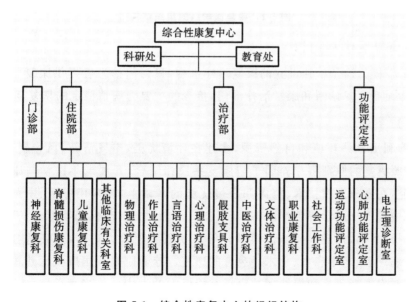

图 5-1　综合性康复中心的组织结构

Note

2. 专科性康复中心

以收治某一专科功能障碍的患者为主。最常见的专科康复中心有肢体伤残康复中心、脊髓损伤康复中心、运动创伤康复中心、残疾儿童康复中心、儿童脑性瘫痪康复中心、聋儿康复中心、老年病康复中心、心血管病康复中心、精神康复中心、工业劳动康复中心等。

（二）康复医学科

康复医学科为综合医院或专科性医院的一个科室。综合医院康复医学科的任务是在康复医学理论的指导下，与相关临床科室密切协作，着重为急性期、恢复早期各种功能障碍的患者提供早期的康复医学诊疗服务，同时，也为需要后期康复的患者提供康复医学诊疗指导和服务，并为所在社区的康复工作提供康复医学培训和技术指导。

综合医院的康复医学科作为一个科室，一般设在医院中比较方便功能障碍患者抵离的处所，治疗室多采取门诊、住院共用的设计方式，也有在门诊部、住院部分别设置的。二级医院的康复医学科一般应有 150～300 m² 的建筑面积的医疗用房；三级综合医院康复医学科至少应有 300 m² 的建筑面积的医疗用房。康复医学科应设有康复医学科门诊、康复病房、康复相关治疗室，直接接受门诊及临床各科转诊的患者，为其提供康复诊疗服务。其组织结构如图 5-2 所示。

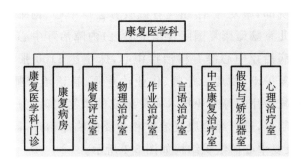

图 5-2　康复医学科的组织结构

（三）康复医学科门诊

康复医学科门诊是单独设立的康复诊疗机构，只为门诊患者提供康复服务。康复医学科门诊设有康复诊断和康复治疗部门，接诊的主要为病情稳定的恢复期患者。

（四）疗养院

疗养院利用自然环境和自然资源，多建在环境优美、空气清新、风光旖旎、依山傍水之处，按照康复的原则将疗养因子与康复手段相结合，开展老年医学与康复医学的应用与研究，在充分发挥技术、资源和环境优势的基础上，多采用中医、中药、针灸、按摩、理疗等中国传统医学特色疗法，并辅以自然因子、物理疗法、药物疗法、药膳疗法等手段，集体检、预防、保健、养生、健康教育等多项服务项目为一体，尤其适合促进伤残患者、慢性病患者、老年患者、手术后患者的康复。疗养院是我国康复医疗机构重要的组织形式，对发展老年病和慢性病的康复有着巨大的潜力。许多疗养院已逐步改革和建成为以康复疗养为主的康复医疗机构。

（五）社区康复站

社区康复站是指在社区范围内，依靠行政领导组织，充分利用社区现有资源和基层力量，依靠预防医疗及民政工作网点，因地制宜地采用简单而经济的技术和设备为残疾人提供基层医疗康复服务。它是社区康复工作网的工作中心。一般社区康复站的面积不少于 30 m^2，应配备简单的康复器材，并有完整的社区康复计划和康复档案的建立。

二、康复医学科的设置

我国康复医学从 20 世纪 80 年代初起步，经过了 30 多年的发展。综合医院康复医学科从无到有，数目从少到多，结构从局部到综合，规模从小到大，质量从低到高，已逐步走向正规化管理的轨道。特别是国家原卫生部在 1996 年 4 月 2 日发布的《综合医院康复医学科管理规范》，进一步指导和规范了我国综合医院康复医学科的建设，促进了该学科的发展。

随着社会的发展和人民生活水平的不断提高，人们对健康与生活质量的要求越来越高，对各种慢性病、老年病、伤残者的功能障碍的恢复要求越来越迫切，因而对康复医学方面的需求也越来越大，所以康复医学科的设置与规模也必须满足现代社会发展的需求。

（一）康复医学科的功能与作用

综合医院的康复医学科，是在康复医学的理论指导下，应用康复评定和物理治疗、作业治疗、言语治疗、心理治疗、中医康复治疗、康复工程、康复护理等专门的评定与治疗技术开展工作，主要为疾病与损伤的急性期或恢复期患者的有关躯体或内脏器官的功能障碍提供综合的康复医学专业诊疗服务，同时为其他功能障碍的残疾患者提供相应的后期的康复医学功能评定与康复训练，还为所在社区的残疾人的康复工作提供康复医学专业的技术指导与培训，在基层开展康复医学诊疗、咨询等服务。

（二）康复医学科设置的基本原则

（1）根据原卫生部《医疗机构诊疗科目名录》，将康复医学科设置为一级诊疗科目，不设二级专业分科。康复医学科的设置应按照原卫生部《综合医院康复医学科管理规范》执行。

（2）二级以上综合医院应根据当地的康复医学诊疗需求和条件，设置康复医学科，开展相应的康复医学诊疗工作。尚不具备设置康复医学科的地区或医院，可暂不设置，利用综合医院现有的临床和医技科室开展相应部分的康复医学诊疗工作；但应随着需求的发展，逐步增加功能测评、运动治疗、作业治疗、康复工程等现代康复医学诊疗项目，待条件具备时，设置康复医学科。

（3）一级综合医院一般不必设置专门的康复医学科，但应针对当地人口的主要致残原因，利用当地资源，在当地政府及其卫生行政部门的领导和指导下，协同当地相关部门，动员组织群众，大力开展残疾的一级预防工作；同时，根据当地群众的康复需求，培训 1～2 名医务人员掌握社区康复实用技术，积极开展社区康复工作，组织、指导所在社区基层卫生人员，在基层有关医疗机构和功能障碍患者住所，开展康复医学诊疗、咨询服务。

（三）康复医学科的组成部分

综合医院康复医学科一般应设立门诊、康复评定与治疗室、病房三部分。

1. 门诊

设置专门的诊室接诊门诊患者，并提供咨询服务等工作。

2. 康复评定与治疗室

最基本的设置应有物理治疗室（包括运动治疗室和理疗室）、作业治疗室。两者是为患者提供许多实用性的有效治疗和更好地恢复肢体功能的两大支柱。规模较大的康复医学科应设置专门的功能评定室、言语治疗室、心理治疗室、中医康复治疗室、支具与矫形器室、文体治疗室等，这样才能更好地为患者提供更全面的康复治疗。规模小或康复需求少的综合医院，可将性质相近的康复医学专业诊疗室合并设置。

3. 病房

综合医院康复医学科可不设置专门的康复病房，但应设置专科门诊，并根据具体情况设置理疗室、运动治疗室或与推拿按摩、针灸等中医康复治疗手段结合起来，以满足院内住院患者和门诊患者的需求。院内康复转诊需求大，或康复教学、科研确需设置康复病房的医院，结合需求和当地的康复转诊条件，在对设置康复病房的必要性、可行性进行充分的调查、论证的基础上，一般按医院病床总数2％～5％的额度，通过院内调剂等适宜方式，为康复医学科酌情设置适当数量的康复病床，并切实保证合理、充分、安全的使用。

（四）康复医学科的人员组成

1. 康复医学科的构成

康复医学科的人员配备主要是康复医师、康复护士、物理治疗师、作业治疗师、言语治疗师，在规模较大、功能齐全的康复医学科或康复中心应配备有心理治疗师、假肢与矫形器师、文体治疗师、社会工作者等。

2. 康复医学科的比例

按规范的要求，二级综合医院的康复医学科至少应有1名专职或兼职的康复医师、2名专职的康复治疗师（士）；三级综合医院的康复医学科至少应有2名专职或兼职的康复医师、4名专职的康复治疗师（士）。设置康复病房的康复医学科，应根据收治病种，参照有关临床科室，配置与康复病床数量相适应的专职康复医师、康复治疗师（士）和康复护士。以躯体运动功能障碍康复为主的三级综合医院，根据需求和条件，可设置兼职或专职的临床假肢与矫形器师（士）。但到目前为止，各地、各级医院康复医学的发展的实际情况存在较大的差异，仍未能达到统一的要求和比例。对于规模较小而没有设置康复病房的康复医学科至少应有1名康复医师和2名康复治疗师，才能更好地配合开展康复医学诊疗工作。

3. 康复医学科的资质

（1）康复医师：具有医师执业资格证书，经注册具有康复医学专业的执业范围的医师执业证书。

（2）康复治疗师：应具有大专、中专康复治疗专业毕业证书或通过全国卫生专业技术资格康复治疗师(士)考试并取得康复治疗师(士)资格证书。

（3）康复护士:基本同临床各科护士要求,有条件的应接受康复医学的专业培训或继续教育学习。

（4）其他:假肢与矫形器师、心理治疗师、社会工作者等也须有相关专业的毕业证书和专业技术资格认证。

（五）诊疗场地与设施

1.房屋规模大小

根据需求和条件,二级医院的康复医学科一般应有 $150\sim300$ m² 的建筑面积的康复医疗用房。三级综合医院康复医学科应有 $300\sim500$ m² 建设面积的康复医疗用房,主要是作为治疗和训练场地使用。

2.位置及要求

康复医学科应设在医院中比较方便功能障碍患者抵离的处所,根据实际情况和条件,治疗室既可采取门诊、住院共用的设计方式,也可以在门诊部、住院部分别设置。

康复医学科的通行区域和患者经常使用的诊疗室、楼梯、台阶、坡道、走廊、门、电梯、厕所、浴室等的主要公用设施应采用无障碍设计和防滑地面,室外的走廊或过道应允许轮椅和推车通行无阻,通道走廊的墙壁应有扶手装置。

康复医学科特别是治疗室的地板、墙壁、天花板及有关管线应易于康复设备及器械的牢固安装、正常的使用和经常检修,高频电疗室还应注意绝缘和屏蔽。

3.康复病房的基本设施与要求

与其他学科的病房设置基本相同,康复病房每个病床使用面积以 $5\sim7$ m² 为宜。有条件的应设较大的面积,方便轮椅在床之间转动。卫生间、通道等应有一些专门的设施才能适合康复患者的治疗和使用。

4.治疗室的要求

治疗室应有良好的通风和室温的调节设备。对于不同功能与作用的治疗室进行一些装饰,色彩的设计与布置应有利于患者的治疗与训练。

（卢健敏）

任务三　康复医学科常用设备

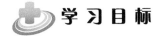
学 习 目 标

知识要求

1.熟悉康复医学科常用设备的种类。

2.熟悉常用康复设备的名称。

能力要求

1.能够将康复医学科常用设备进行分类。

2.能够认识康复医学科常用设备。

案例导入

曾某,女,72岁,农民,以"右侧肢体活动障碍1天"为主诉入院。查体:意识清楚,言语欠清,右侧鼻唇沟变浅,口角左歪,伸舌左偏,鼓腮漏风。心肺正常,左侧肢体肌力正常,右上肢肌力0级,左下肢肌力0级。右上肢Brunnstrom评定1级,右下肢Brunnstrom评定1级,右侧偏身痛温觉、音叉振动觉减弱。右侧肢体腱反射均减弱。双下肢未引出病理征。Barthel指数10分。辅助检查中头颅CT示:左侧丘脑梗死。诊断:左侧脑梗死。入院后给予疏通血管、营养神经、语言和运动康复训练等治疗后,患者能简单进行语言交流,右侧上肢肌力为0级,右侧下肢肌力为3级,能拄拐行走。Barthel指数62分。

问题:

1.该患者接受康复治疗的过程中是否需要借助康复设备?

2.患者适合应用哪些康复设备进行康复治疗?

康复医学科需要使用康复设备来为患者进行功能评定和治疗,因此,康复设备是康复医学科生存与发展必备的条件。常用康复设备包括功能评定设备、治疗与训练设备两大类。

一、功能评定设备

1.测量关节运动范围的器械

(1)通用量角器。

(2)手指量角器。

(3)方盘量角器。

(4)脊柱测量器。

(5)多功能关节活动度测量表。

2.测量肌力的器械

(1)机械测力计:如手握力计、指捏力计、背拉力计。

(2)电子测力仪。

(3)等速肌力测定训练装置。

3.生物力学检查仪器

(1)步态分析仪。

(2)平衡检测仪。

（3）动作分析仪。

（4）测力台。

4.电生理学检查仪器

（1）肌电图仪（针极、表面电极）。

（2）体感诱发电位检查仪。

（3）神经传导速度测定仪。

（4）脑电图仪。

5.心肺功能及代谢当量测试设备

（1）功率自行车。

（2）活动平板。

（3）多导联心电图仪。

（4）肺功能测定仪。

（5）血氧分析仪。

6.言语评定设备

（1）言语障碍筛查量表。

（2）言语相关图（卡）片、复读机。

（3）电测听仪。

（4）计算机语言评定训练系统。

7.认知评定设备

（1）认知能力筛查量表。

（2）心理测试用品。

（3）注意、观察力、记忆、思维单项智商测定用品。

（4）失认症、失用症检测用品。

（5）成人心理功能评定系统（软、硬件）。

（6）青少年心理功能评定系统（软、硬件）。

8.其他

血压计、计步器、人体磅秤、身高尺、卷尺、皮脂厚度测量仪、疼痛测定问卷、社会生活活动能力测定量表、FIM 等。

康复评定对康复计划的制订、康复效果的评定起着不可缺少的作用。因此，必须配备一定的评定设备，才能对患者的功能障碍的部位、性质、类型、程度等进行科学的评定，并指导康复治疗。

二、治疗与训练设备

（一）运动疗法设备

1.基本设备

平行杠、训练用扶梯、肋木、训练用垫、姿势矫正镜、训练用棍、球、支撑器、按摩床、治疗床等。

2.肌力训练设备

不同重量的沙袋、哑铃、拉力器、弹力带、划船器、功率自行车、股四头肌训练器、等速训练仪、多功能肌力训练器、SET 训练系统。

3. 关节活动范围训练设备

多功能牵引吊架、滑轮吊环、各关节被动训练器、肩关节回旋器、前臂内外旋转器、腕关节旋转运动器、髋关节旋转运动器、踝关节跖屈背伸运动器、踝关节矫正站立板及上肢、下肢关节持续被动活动训练器等。

4. 耐力训练设备

训练用功率自行车、活动平板。

5. 平衡、站立、移行训练设备

平衡训练器、训练用直立平台、电动起立床、减重步行训练系统、助力平行木、训练用扶梯、各种拐杖、各种助行器、轮椅。

6. 牵引设备

颈椎牵引装置、腰椎牵引床。

在康复医师和治疗师的指导下通过以上设备进行治疗和训练，可以改善和提高患者躯干与肢体的平衡功能、运动功能和心肺功能等。运动治疗室应有足够的空间、宽敞明亮，各种设备的摆放布局合理，有利于治疗师的治疗以及与患者的互动。

（二）理疗设备

1. 低频电疗

直流感应电疗机、低频电子脉冲治疗仪、神经肌肉电刺激治疗仪、经皮神经电刺激仪等。

2. 中频电疗

电脑音频药物导入治疗仪、中频干扰电治疗仪、立体动态干扰电疗仪、多功能脉冲调制中频电疗仪等。

3. 高频电疗

短波、超短波、微波、毫米波治疗仪等。

4. 光疗

红外线治疗仪、红外线偏振光治疗仪、紫外线光疗仪、氦-氖激光器治疗仪、半导体激光、二氧化碳激光治疗仪等。

5. 磁疗

旋磁治疗仪、电磁疗机、磁热振治疗仪、经颅磁刺激仪等。

6. 超声波电疗

超声波治疗仪等。

7. 蜡疗机

电脑恒温蜡疗仪。

8. 肌电生物反馈治疗仪

9. 水疗设备

气泡水浴机。

10. 其他

冷疗治疗仪、压力治疗仪、电热按摩治疗机、中药熏蒸仪、音乐电疗仪等。

在我国,理疗设备在康复医学科还是必不可少的,主要用于常见的炎症、痛症、慢性病、老年病的治疗和康复。对于骨关节病及神经、肌肉原因引起的瘫痪等配合运动疗法能获得更好的效果。

(三)作业治疗设备

1. 上肢及手作业器材

如砂磨板、木插板、木钉盘、铁棍插板、分指板、几何图形插板、认知图形插板、套环、滚桶、手指阶梯、手指插球器、橡皮手指训练器、上螺栓、积木箱、上肢推举训练器、大算盘、上肢悬吊架、手平衡协调训练器、手指肌训练器、前臂旋转训练器、握力器、捏力器、训练用球等。

2. 工艺治疗用器材

橡皮泥、黏土及陶器制作用具、竹编或藤编工艺用具、纸编工艺用具、串珠工艺用具、绘画用具、书法用品用具等。

3. 职业技能训练用器材

电脑、打字机、缝纫机、电子元件组装器材、制图用器材、木工器材、机械维修基本工具、纸盒加工器材、钳工工具、竹工工具、裁剪工具等。

4. 日常生活活动训练器具

门、屉、柜、电器开关训练器、自来水开关训练器、灶台训练器、厕所训练器、食具、家用电器、梳子、毛巾、上衣、裤子、沐浴训练器、自助具等。

5. 支具

训练用的支具与矫形器等。

6. 认知训练用具

不同大小形状的物体、照片、图画,各种色彩的卡片、纸张、地图、火柴、积木、小球、胶泥、计算机辅助认知训练系统等。

7. 环境控制系统

声控、气控。

8. 文体治疗用具

常用的各种球类如乒乓球、篮球、排球、足球以及一些娱乐性器材如琴、棋等。

作业治疗往往与认知训练和文体训练相结合,因此一般不必另设认知治疗室和文体治疗室。

(四)言语治疗设备

录音机、录音带、节拍器、听力计、语言评定用具,言语治疗用具如秒表、压舌板、矫形镜、喉镜、单词卡、图卡、短语卡、短文卡、动画卡、情景画卡、报刊书籍、彩色纸张、颜料、各类笔纸、交流画板,常用物品与文字配套的实物,吞咽治疗仪,以及计算机语言辅助训练系统等。有的与认知评定和治疗用具相同。

言语治疗室应采用隔音设施。

(五)假肢、矫形器设备

(1)假肢、矫形器的板材、制作工具、调试工具。

(2)常用的一些支具与矫形器,如上肢矫形器、下肢矫形器。

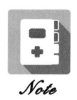

Note

（3）护具,如腰围、颈托、护膝等。

（六）中医康复治疗设备

针灸针具（毫针、皮肤针、三棱针、针刀）、电针仪、灸疗用品及灸具、系列火罐、刮痧板等。

以上设备在三级以上综合医院中规模较大、功能齐全的康复医学科应基本配备,二级以下医院的康复医学科可根据自身的条件和当地的需求从中有选择性地购置,其中假肢、矫形器也可由其有关制作部门的工程技术人员上门安装使用。

（七）康复设备新技术、新进展

随着电子技术、计算机技术、图像分析技术等在医学领域日益广泛的应用,康复评定设备不断问世,康复评定更具准确性。运动训练设备向着高精密检测、评定、训练一体化的方向发展。理疗仪器也向着数字化、自动化、微机化、高质量、多功能的方向发展。先进的康复评定和治疗设备的问世将进一步提高康复治疗的效果。如目前针对中风偏瘫的治疗的新型康复技术。该技术还特别适用于边远地区脑卒中患者可替代或辅助常规康复治疗。该技术包括远程康复技术、虚拟现实技术、康复机器人技术、电子织物技术等。

（卢健敏）

学 习 检 测

一、选择题

1. 不属于康复医学基本原则的是（   ）。

A. 早期同步　　　　B. 功能训练　　　　C. 单独进行　　　　D. 团队协作

2. 最适合我国的康复医学的服务方式是（   ）。

A. 医疗机构康复　　　　　　　　B. 社区康复

C. 疗养院　　　　　　　　　　　D. 医疗机构康复与社区康复

3. 下列哪些不属于医疗机构康复的特点？（   ）

A. 具有较高的技术水平　　　　　B. 低成本、广覆盖

C. 是培养康复人才的基地　　　　D. 设备齐全

4. 我国社区康复的工作内容不包括（   ）。

A. 残疾普查　　　B. 残疾预防　　　C. 教育康复　　　D. 安装矫形器

5. 平衡测定仪属于（   ）。

A. 康复评定用具　　　　　　　　B. 运动疗法用具

C. 理疗用具　　　　　　　　　　D. 作业用具

6. 社区康复与医疗机构康复最大的区别是（   ）。

A. 专业性强、康复项目全

B. 低投入、广覆盖的康复服务

C. 设备条件好

D. 服务对象是残疾人、慢性患者和老年患者

二、案例分析题

习题答案

陈某,女,48岁,不慎从高处跌落,臀部着地,致腰痛不能翻身。经当地医院摄片诊断为"第一、二腰椎压缩性骨折"。住院期间,给予输液及嘱患者每日进行以头、肘、足五点着床,撑起全身,使腰背腾空后伸的锻炼。由于患者素有高血压、高血脂,体形较为肥胖,很难完成训练,故终日卧床等待骨折愈合。近几日患者称大便已半月未解,腹胀、腰痛,痛不能支,伴有心慌,咳嗽气喘,睡眠差;双下肢无力,变得僵硬,活动时伴有疼痛。食欲不佳。行 X 线检查:骨质疏松明显。

分组讨论:

1. 根据所学知识分析一下,患者是否应该接受康复治疗? 如果需要,应接受何种形式的康复治疗?

2. 在康复治疗的过程中应遵循什么样的原则?

三、综合讨论题

作为一名社区康复工作者,需要做哪些工作?工作中应注意哪些问题?

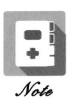

Note

项目六　康复医学专业人员及其工作方式

本项目PPT

任务一　康复医学专业人员的结构

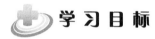

学习目标

知识要求

1.掌握国内康复医学专业人员的结构。

2.熟悉国外康复医学专业人员的结构。

3.了解国内外康复专业技术人员的特点。

能力要求

1.能够明确我国各级综合医院康复医学专业人员的配备。

2.能够明确国内外康复医学专业人员结构的区别。

案 例 导 入

　　某中学的校长退休后忽然腿不能动了,没多久便全身瘫痪,肌肉开始萎缩。家人带他到医院诊治,但不能确诊,诊断书上仅写了"不排除末梢神经炎、颈椎病"。发病87天后,校长到医院康复中心求治。尽管诊断仍未明确,但经过针灸、推拿、康复等半年治疗,校长已能去健身房跑步、打乒乓球了。康复医学对加快患者痊愈、恢复机体功能,意义十分重大。

　　问题:该患者的康复协作小组的组成包括哪些人员?

　　康复医学是一门多专业和跨学科的医学学科。所谓多专业是指常涉及内科、骨科、神经科、老年科及儿科等专业,所谓跨学科是指联系着物理学、工程学、心理学、教育学及社会学等多个学科。在康复治疗工作中需要多个专业人员参与,以团队工作方式对患者进行康复评价和治疗、教育及训练,以取得最理想的康复效果。然而,由于观念落后、认识局限、经验不足,我们对康复医学事业发展思路不是很明确,管理措施不

Note

甚得力,尤其在康复人才培养和队伍建设方面重视不够、投入不足,因而在一定程度上影响和制约着康复医学的发展和康复医学科的建设。

康复医学需要多种专业服务,因此康复医学专业人员需要多专业协同工作,共同组成康复团队,包括康复医师(rehabilitation doctor)、物理治疗师(physiotherapist)、作业治疗师(occupational therapist)、言语治疗师(speech therapist)、心理治疗师(psycho therapist)、假肢与矫形器师(prosthetics and orthotics therapist,P&O)、文体治疗师(recreation therapist,RT)、康复护士(rehabilitation nurse ,RN)、社会工作者(social workers,SW)等。他们的主要任务是对残疾人和患者进行功能检查和评定,制订和实施康复医疗计划,并协助其他康复工作者,以促进残疾人和患者的全面康复。

一、国外康复医学专业人员的结构

国外早在 20 世纪中期就开始了康复医学教育。目前,国际上对康复医学从业人员的要求是必须具备大学本科或专科学历,且随着康复医学的发展,学历要求越来越高;国外对康复医学的研究生教育十分重视,硕士、博士学历教育正成为康复医学教育的重要组成部分。国际上康复医学教育分为物理治疗、作业治疗以及言语治疗 3 个独立的方向。

在康复医学发达的国家,康复医学专业人员的结构(表 6-1)主要包括:康复医师、康复护士、物理治疗师、作业治疗师、文体治疗师、社会工作者、职业咨询师等。虽然专业人员结构是门类齐全、分工精细,但是在实际的康复工作中,医疗、教育、职业、社会四个康复领域工作互有联系,因而一个康复医学专业人员往往直接或间接地对多个康复领域发挥着作用。

表 6-1　康复医学专业人员的结构

医疗康复医学专业人员	教育康复医学专业人员	职业康复医学专业人员	社会康复医学专业人员
康复医师	特殊教育工作者	职业咨询师	康复医学专业人员
康复护士	教育工作者	作业治疗师、技工	文体治疗师
体疗/理疗师		劳动就业部门人员	舞蹈治疗师
作业治疗师			
言语治疗师			
临床心理工作者(心理治疗师、心理测验师)			
假肢与矫形器师			
康复工程师			
文娱治疗师			
音乐治疗师			
园艺治疗师			

近些年,随着康复医学较快地发展,康复协作组又出现了一些新的专业人员,如音乐治疗师、舞蹈治疗师、园艺治疗师、儿童生活指导专家、康复营养师等。

在此需要说明的是,在康复医学发达的国家,如美国、加拿大,其康复医学专业人员的分类只是大致的、相对的。而实际上,由于康复医学的多专业和跨学科,使得每一个康复专业人员往往会直接或间接地充当多个角色,在多个领域方面的康复(全面康复)工作中都发挥作用。

二、我国康复医学专业人员的结构

康复医学涉及神经康复、心功能康复、肺功能康复、骨折后康复、烧伤后康复、老年康复、残疾人职业康复等众多领域。然而,由于观念落后、认识局限、经验不足,我国的康复医学工作发展不甚理想。

我国康复医学起步较晚,康复医学培养体系尚不完善,培养的康复医学从业人员数量有限,不能满足康复医学发展的需要。开展康复医学相关教育较好的学校,如首都医科大学、昆明医学院等也只是设立了物理治疗和作业治疗这两个专业,没有开设言语治疗、心理治疗等专业。

我国康复技术人才的缺口非常大,世界各国物理治疗师和作业治疗师的人数与总人口的比值平均约为 70 人/10 万人,而我国仅为 0.4 人/10 万人。

我国康复医学事业起步较晚,与国外康复医学专业人员的结构相比较有两个特点:一是配备有中医康复治疗的专业人员,即中医师(或中西医结合医师)、针灸师(士)、推拿按摩师(士),为患者提供中医康复治疗;二是没有分科过细的治疗师(士),提倡培训一专多能的康复治疗师(士)。所以,我国目前康复治疗专业人员的培养目标是康复治疗师(士),而不是单纯的 PT、OT、ST。

根据国家卫生健康委员会颁布的《综合医院分级管理标准(试行草案)》,结合我国康复医学专业队伍的状况和康复医学实际情况,康复医学专业人员的结构在不同康复机构中有所不同(表 6-2)。

表 6-2　我国各级综合医院(康复中心)康复医学专业人员的结构

医院康复医学科室情况	康复医师	康复护师(士)	物理治疗师(士)	作业治疗师(士)	言语治疗师(士)	心理治疗师(士)	中医师(士)	推拿按摩师(士)	针灸师(士)	假肢与矫形器师	康复工程师
特大型及大中型康复中心	+	+	+	+	+	+	+	+	+	+	+
三级医院的康复部(科)	+	+	+	+	+	+	+	+	+		+
二级医院的康复医学科(门诊)	+	+	+	+			+	+	+		
一级医院的康复室	+(兼职)	+(兼职)	*				+	+	+		

注:+,配备有或创造条件逐步配备有;*,在基层或称为康复治疗师(士)。

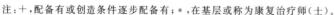

特大型康复中心,服务项目和设备齐全,配备的康复医学专业人员应比较全面,分

类较细。大中型康复中心及专科康复医院,由于服务项目较窄,康复医学专业人员的设置就没有特大型康复中心那样全面和细致。

三级医院的康复部或康复医学科和大、中型的康复医院,康复医学专业人员的配备要求是:康复医师、康复护士、物理治疗师、作业治疗师、言语治疗师、心理治疗师、康复工程师、中医康复治疗师。

二级医院的康复医学科或康复医学科门诊,康复医学专业人员应配备:康复医师、康复护士、物理治疗师、中医康复治疗师。这些治疗师应能兼做一些作业治疗和简单的言语矫治工作。

一级医院的康复室要结合社区康复工作配置一专多能的专业人员。

康复医学的服务对象主要是各种突发事件造成的肢残、智残以及急、慢性疾病和老龄带来的机体或心理功能障碍者。临床医学是以治疗疾病为主,而康复医学则是以恢复功能障碍为主。由于机体或心理功能障碍可以与疾病并存或为其后遗症,所以,康复医学实际涉及临床各科,其对患者的医治,除应用一般的医疗技术外,还要采取诸如物理疗法、心理疗法、作业疗法等专门技术进行综合治疗,具有多科性、广泛性、社会性,也最能体现生物-心理-社会-医学模式。因此,康复医学所需要的专业技术人员不仅要具备临床医学知识和技能,而且还必须具有康复医学知识和技能。

(龚莉玲)

任务二　康复医学专业人员的职责

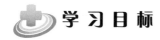

学 习 目 标

知识要求

1.掌握康复医师、康复护士的职责。

2.熟悉物理治疗师、作业治疗师和言语治疗师的职责。

3.了解心理治疗师、康复工程师和中医康复治疗师的职责。

能力要求

1.能够明确从康复医学科门诊接诊至出院的整个康复医疗流程。

2.能够明确不同康复专业技术人员的职责。

 案 例 导 入

患者,女,36岁,诊断:右内外踝骨折并踝关节半脱位(内固定术后)。入院时情况:患者右踝关节肿痛,活动后明显,关节活动受限,右下肢乏力。作业治疗评定，结果为患者日常生活活动中梳洗、穿裤、如厕均需在坐位下进行，步行需双拐辅助，不能独立完成上下楼梯活动；家务活动中，不能完成备餐及清洁房间，不能购物，不能完成上下公交车。肢体功能方面，患者持双拐可持续步行时间15 min，可持续站立 15 min，不能单脚站立，不能完全下蹲且持续 30 s。由于功能活动的长期受限，患者有焦虑情绪，害怕尝试运动，且患者不敢用力。

问题：

1. 该患者的康复都需要哪些专业人员的参与？

2. 各康复医学专业人员的职责有哪些？

目前，我国康复医疗专业队伍的建设已经起步，康复医学各类专业人员的职责（岗位责任）正在逐步明确，现参考我国一些康复中心（医院）和综合医院康复医学科建立的岗位责任制度，结合国外经验，综合介绍康复医学专业人员的职责。

一、康复医师（rehabilitation doctor）

康复医师是康复协作组的领导者。康复医师在康复评定中承担领导和协调、管理者的角色。其工作包括以下内容。

（1）接诊患者、病史采集、体格检查。主持康复评定，列出患者存在的需要康复的问题，制订进一步检查、观察和康复治疗计划。在进行入院前咨询时，康复医师应根据物理检查和康复评估的初步结果综合判断门诊咨询患者的住院时间、住院费用、康复效果等，同时在整个咨询过程中进行康复理念的宣传和解释，在短时间内明确一定的康复目标和疗程，为以后的康复治疗定下基调。

（2）负责对住院患者查房和会诊，开出临床康复医嘱或做出康复处理。对门诊患者负责复查和处理。根据患者躯体状况进行必要的器械检查和实验室检查，获得患者的基本临床资料，同时，在较短时间内进行康复检查如运动功能检查、认知（智力）功能筛查、言语功能筛查、日常生活自理能力评估等项目的检查。综合以上数据，对患者的整体情况进行综合评估，同时，了解患者的自然情况、家庭环境、社会背景、个人生活习惯等。

（3）负责各部门康复治疗工作的指导、监督和协调。康复医师在康复评定会议上起指导和协调作用。正式的初期评定代表康复专科医院/中心对住院患者的初步承诺。所以，初期评定应仔细分析各项检查结果，对可能影响康复的因素必须进行周详的考虑。同时，康复医师做出的各种评定数据、结果应客观、准确，与各专科治疗师的评定结论应无明显的差距。

（4）康复医师根据患者住院周期和功能变化情况，可反复进行中期评定。住院治疗过程中患者的功能进展或康复疗效不佳时，康复医师和治疗师、康复护士应及时了解情况，进行必要的沟通，以便在最短时间内掌握第一手资料，对治疗项目和治疗方法进行评估、总结和调整。在此期间，康复医师与各小组成员应经常进行小范围的交流。

（5）主持病例讨论、出院前病例分析和总结，决定能否出院，制订出院后的康复计划。疗程结束后,在住院患者试出院期间,对其家庭中可能影响患者回归的环境进行必要的改造,这主要是社会工作者(或作业治疗师)的任务,但康复医师在此过程中所起的作用也不可低估。如试出院可行,则进行出院评定,制订出院功能训练计划,且在出院前1周进行试训练,以解决出院后可能出现的问题。

(6)高年资医师主持康复协作组的工作,负责领导本专业的康复医疗、科研和教学工作。

康复医学的主要成效是进行整体性医疗协调活动,作为康复协作组的管理者,锻炼和提高患者功能的适应性、预防和控制功能障碍进一步加重是康复医师义不容辞的责任。

二、康复护士(rehabilitation nurse)

专科护士是指在某个临床护理领域中具有较高的理论水平和实践能力,能熟练应用专科护理理论和技能,能独立解决专科疑难问题,专门从事该专业护理,具有丰富临床经验的临床注册护士,其基本职责包括临床护理、临床管理、教学、护理顾问及临床研究5个方面。康复护理是护理学的一个重要分支,是根据总的康复医疗计划要求,围绕全面康复目标,与其他康复医学专业人员共同协作,对因伤、病、残而造成各种功能障碍者进行功能恢复与功能再建的训练指导及全面护理。康复护士目前尚无明确定义,有关专家认为康复护士是为需要康复治疗的患者提供照顾支持的多专业团队中最核心的成员。目前在国内主要分为骨伤康复专科护士、脑卒中康复专科护士、老年康复专科护士、疗养康复专科护士以及残障人和慢性病康复专科护士等。作为一名康复护士至少应掌握徒手肌力评定、关节功能评定、步态分析、日常生活活动能力评定、认知功能评定、言语功能评定、感觉功能评定的方法,功能训练指导等。

康复护士在康复病区工作,负责住院患者的临床康复护理。其工作包括以下内容。

(1)康复护士在康复门诊承担空气波压力治疗仪、中频治疗仪等仪器使用,会诊及培训等工作。康复护士可以给患者制订康复计划,并能有效地进行随访。

(2)在所在病区科主任、护士长的领导下进行工作。目前,国内康复护士主要集中在医院康复医学科、神经内科、神经外科、骨科、老年病科等科室,专科护士的首要任务是临床护理实践,主要通过全院会诊、专科查房、健康讲座、院内护士培训教学等方式为患者提供直接的高水平的护理,同时对其他护理人员提供业务指导。

(3)执行基本护理任务及康复护理任务,如体位护理、膀胱护理、肠道护理(控制排便训练等)、压疮护理、康复心理护理、配合康复治疗部门。

(4)必须了解各种物理治疗因子,包括医疗康复的作用和康复治疗的适应证、禁忌证。熟练掌握各种技术操作,观察治疗反应,正确执行医嘱,完成各治疗室的治疗任务。

(5)康复护士能对常见疾病,根据医嘱负责编制医疗体操,指导患者进行各种功能训练与作业治疗训练,定期评定康复效果。

(6)必须了解物理治疗、运动治疗及作业治疗等器械的基本结构、治疗原理、使用及维护方法和安全用电的防护规则,并能做到对各种器械的简单维修和保管维护

Note

工作。

（7）负责对患者进行有关物理治疗、运动治疗、作业治疗、言语治疗、心理治疗的注意事项和基本常识的宣教工作。

（8）负责各治疗室内进修人员的实习指导,高年资护士还应负责低年资护士的指导工作。

（9）负责保持治疗室环境的干静,督促卫生员做好清洁工作。

（10）管理好各治疗组的财产、物品,清点和做好保安工作,保证病区整齐、清洁、安静、有秩序,保证患者有良好的康复环境。

三、物理治疗师(physiotherapist)

在中国,提起物理治疗师,很多人马上会跟理疗师、按摩师或推拿师、技师画等号,这是历史原因造成的。由于康复医学是一门新兴学科,在我国起步较晚,而理疗、体疗、针灸、按摩等康复治疗专业,过去在综合医院里都属于非临床的医技科室,因此康复医学目前在国内存在许多弱点甚至空白。

物理治疗师岗位职责是在康复医师指导下执行运动功能训练。物理治疗师帮助患者重获功能,特别对粗大的运动功能。针对患者的功能障碍,治疗师必须严格按照有关规定进行,包括病史询问、评估、治疗方案的制订、实施和执行、二次评估、方案再调整等。其工作包括以下内容。

（1）通过关节松动术和训练重获和保持关节的活动范围。

（2）评估肌肉情况,进行牵伸练习及实软组织的松动技术以提高肌肉弹性。

（3）负责运动功能评定,包括肌力、关节活动范围(ROM)、平衡能力、体位转移能力、步行能力及步态的评定;并制订和执行治疗计划。

（4）进行肌力的评估和量化,评估肌肉低张力或高张力,提供练习,使运动控制正常化。

（5）评估和训练坐位和站立位平衡、转移、运动,包括轮椅的应用和行走;借助或不借助步行器具进行渐进性步态训练,包括增加一定障碍的建筑结构,例如粗糙的地面、坡度和台阶。

（6）评估和训练下肢矫形器和假肢的应用,以提高其步行的独立性和功能。

（7）评估体位改变时的依赖程度,提供运动训练以提高功能。

（8）进行某些肌群或全身的肌力、耐力和协调性的练习。

（9）评估皮肤完整性和感觉,提供皮肤护理的预防指导。

（10）利用物理措施处理水肿和肌肉、骨骼疼痛。

（11）提供各种不同物理因子治疗,例如:表浅热、深层热、冷疗、水疗、电刺激、牵拉和按摩。

（12）评价全身姿态,提供教育和练习以改善状态。

（13）进行肺部听诊、触诊、震动、呼吸练习、刺激性的呼吸测量法、体位引流。

（14）帮助进行家庭居住评估,排除环境障碍,使患者更易于活动。

（15）评估患者轮椅需要(包括维护)和制订个体化的轮椅处方。

（16）教导功能性应用技术,包括适宜的抬高技术、功能性力量测试和人类工程学的应用。

（17）协助科研、教学和培训工作。参与病例讨论，修改和完善康复治疗计划。遵守操作规程，注意各种治疗剂量，严防差错事故。

（18）对患者及家属进行有关保持和增强运动功能的康复教育。负责理疗常识的宣教，介绍理疗注意事项。

（19）观察、记录治疗效果，定期反馈给康复医师及家属。

由于物理治疗师工作质量的高低直接关系到康复治疗的效果，甚至影响我国康复医疗事业的发展，因此物理治疗师必须具备以下基本技术素养：①具有独立思考、判断、发现问题和解决问题的能力；②耐心、友善、善于沟通；③较丰富的医学相关知识；④注重治防结合；⑤注重心理治疗；⑥"专而精"的技术素养与水平。

四、作业治疗师（occupational therapist，OT）

作业治疗师岗位职责是在康复医师指导下执行作业治疗处方。作业治疗师通常着重于功能性活动，对康复患者提供以下治疗。

（1）评估和训练患者的生活自理能力（例如衣、食和个人卫生）至最大独立程度，教导患者如何使用矫形器和适应性设备，需要的话，这些设备可由治疗师制作。教导患者在房屋和社区中轮椅的转移技术（例如坐轮椅到厕所）。

（2）训练患者家务操作技术，以简单改进的方法来减少疲劳和保持能量。

（3）开发职业技术和业余兴趣，当需要改变工作或进一步教育时，向职业咨询师进行咨询。

（4）帮助患者维持和改善关节活动范围、肌力、耐力、协调性和精细活动度，特别是上肢的功能。指导患者进行日常生活活动、感觉、知觉、认知功能训练及进行工艺治疗。

（5）负责功能检查及评定，包括日常生活活动能力、感觉及知觉、认知能力、智力测验。训练患者感觉、感知和认识缺陷的代偿功能。

（6）了解及评估患者家居房屋的建筑设施情况并提出无障碍环境的改造方法。

（7）评估患者在社区内的活动技能，训练患者调整策略和必要时运用器械。

（8）评价驾驶前及驾驶的行为和能力，必要时可运用合适的辅助设备进行再训练。

（9）设计、编排游戏，组织患者参与游戏活动。通过演示保持患者独立性和减少过度保护并教育患者家属。

（10）训练患者上肢假肢功能性的运用。

（11）评估和训练患者使用辅助技术系统（例如环境控制和计算机系统）以及操作高技术辅助设备的能力。

（12）训练患者或有关人员进行设备维护。

（13）与言语-语言病理学家和护士一起评估和处理语言困难。

（14）协助科研、教学和培训工作。

（15）参与病例讨论，修改和完善康复治疗计划。观察、记录治疗效果，定期反馈给康复医师及家属。

（16）认真填写作业治疗卡，对患者的功能状态及疗效做定期总结，并制订出进一

Note

步的治疗计划。

合格的作业治疗师应具备以下素质：①树立以患者为中心、为患者服务的服务意识；②丰富的专业知识；③良好的沟通技巧；④开拓思维和创新精神；⑤吃苦耐劳的敬业精神；⑥除以上素质外，作业治疗师还应具备康复治疗师所应具备的其他基本素质，如身体素质、心理素质等。

作业治疗应选择确实需要进行治疗且有效的患者，尤其在现阶段没有被广泛接受的情况下，疗效是令患者接受的最有力的宣传。若不加选择，来者不拒，会让患者认为作业治疗是可有可无、没有针对性、疗效不确切的治疗方法，这不利于作业治疗的开展。

五、言语治疗师(speech therapist, ST)

随着康复医学对临床各学科的不断渗透、发展和人们对生存质量要求的提高，越来越多的人重视生存的价值，并要求有尊严的生存，故言语治疗学更加受到康复界的重视。在发达国家言语-语言病理学家是指从事言语-语言评价、研究和治疗工作的专业人员，在 20 世纪 80 年代以前被称为言语治疗师。国内目前从事言语治疗的人员被广泛地称为言语治疗师，但尚缺乏相应的国际认证，尚未加入国际言语治疗师联盟。国内也缺乏培养言语治疗师师资，使国内言语治疗发展滞后，且言语从业人员远远不能满足医疗的需求。

言语治疗师岗位职责是对各种言语障碍加以矫治，为言语障碍者提供各种治疗，以恢复语言沟通能力。其工作包括以下内容。

（1）对患者的言语能力进行检查评定，如失语症、构音障碍、听力、吞咽功能等检查。

（2）对神经系统病损、缺陷导致的言语交流障碍进行言语训练。

（3）对患者进行听理解训练、阅读理解训练、发音构音训练、言语表达训练、书写训练等。

（4）无喉言语训练及喉切除术前言语功能咨询。

（5）对口腔缺陷者言语交流能力训练。

（6）指导患者使用非语音语言沟通器具。

（7）对吞咽功能障碍者进行治疗及处理。

（8）对患者及家属进行言语交流的康复卫生教育。

目前国内言语治疗从业人员由多专业人员组成，其中康复治疗专业占比例最多，主要分布在一级、二级、三级医院的医疗系统中，而非医疗系统包括残联、特殊教育学校、大学院校、民政部门、诊所等的从业人员由康复治疗专业、特殊教育学专业、学前教育专业等专业人员组成，人员专业组成复杂。医疗系统中以康复治疗师为主，非医疗系统中以教师为主，故无论在医疗系统还是非医疗系统中的言语从业人员资质均存在很大的缺陷。

六、心理治疗师(psychotherapist)

心理治疗师在康复协作组内配合其他人员为患者进行必要的临床心理测验，提供心理咨询及进行必要的心理治疗，帮助协作组和患者本人恰当地确定治疗目标，以便从心理康复上促进患者全面康复。其工作包括以下内容。

（1）心理治疗师在病房主治医师的指导下、科室和病房心理治疗督导师的督导下、病房心理组组长的带领下开展心理治疗工作，严格遵守科室规章制度和心理治疗师的职业道德规范。

（2）进行临床心理测验和评定：如精神状态测定（焦虑症、抑郁症等）、人格测验、智力测验、职业适应性测验等。

（3）根据心理测验结果，从心理学角度对患者总的功能评估和治疗计划提供诊断和治疗意见。

（4）对患者提供心理咨询服务，特别是对如何对待残疾、如何处理婚恋家庭问题和职业问题等提供咨询。

不伤害患者是所有治疗的前提，这一原则同样适用于心理治疗和咨询。在心理治疗和咨询中，避免负面治疗后果与获得积极的治疗效果同等重要。

七、康复工程师（rehabilitation engineers）

康复工程师在广义上处理与康复生物工程有关的各项事宜，但目前最主要的是在假肢及矫形器具室工作，接收康复医师或矫形外科医师介绍来诊的患者，从事康复工程器具的制作。其工作包括以下内容。

（1）对患者进行肢体测量及功能检查，确定假肢和矫形器的尺寸。

（2）制作假肢和矫形器。

（3）将做好的假肢或矫形器给患者试用，并做检查，然后进一步修整，直至合适为止。

（4）指导患者如何使用和保养假肢或矫形器。

（5）根据患者使用假肢和矫形器的复查情况，如有不适或破损，进行修整和修补。

八、中医康复治疗师（TCM rehabilitation therapist）

中医康复治疗师为我国特有的康复医学专业人员，贯彻康复医疗中西医结合的原则，充分发挥传统中医学的优势。其工作包括以下内容。

（1）参加康复治疗小组病例讨论会，以中医学的观点对制订患者总康复治疗计划提出建议。

（2）负责中医会诊，对需要使用中医方法康复的患者开出中医药医嘱。

（3）对需要针灸镇痛，治疗瘫痪、麻木或其他症状和疾病的患者进行针灸治疗，促进康复。

（4）对需要推拿按摩的患者进行治疗，以促进运动功能、感觉功能的恢复，缓解疼痛，调整内脏功能，促进复原，预防继发性疾病。

九、社会工作者（social worker）

社会工作者是促进患者社会康复的工作人员。其工作包括以下内容。

（1）了解患者的生活方式、家庭状况、经济情况及社会处境，评价其回归社会需要解决的问题。

（2）了解患者的愿望和要求，共同探讨出院后如何适应家庭生活和回归社会。帮助患者正确对待现在和将来，解除思想和态度障碍。同时向患者家属做征询意见和解说工作。

(3) 帮助患者与其家属、工作单位、街道、乡镇和福利、服务、保险、救济和社会团体取得联系,求得帮助,争取支持,为回归社会创造条件。

(4) 随访和帮助患者,为其解决困难提供服务。

社会工作专业的快速发展,给处于困境中的人带去了希望,国家也大力支持社会工作专业的发展,相继出台了一系列发展社会工作专业的政策,医务社会工作者制度应运而生。

2009 年 4 月发布的《中共中央、国务院关于深化医药卫生体制改革的意见》中指出,构建健康和谐的医患关系。完善医疗执业保险,开展医务社会工作,完善医疗纠纷处理机制,增进医患沟通。

2012 年国家卫生健康委员会公布的《全国医疗卫生系统"三好一满意"活动 2012 年工作方案》提出,探索建立医务社会工作者制度,深入开展"志愿服务在医院"活动。

2015 年 1 月国家卫生健康委员会公布的《进一步改善医疗服务行动计划》中指出,加强医院社工和志愿者队伍专业化建设,逐步完善社工和志愿者服务。

政策规定医务社会工作者的服务内容为:①提供协调医患矛盾的服务;②提供心理疏导的服务;③提供链接社会资源的服务。目前聘用医务社会工作者主要有两种方式:一种是医院招聘,另一种是政府采购社会工作者的服务,医务社会工作者作为第三方进驻医院。社会工作者无论以哪一种方式进入医院,他们和医务人员在实际的工作过程中既是同事又是合作伙伴,医务人员希望医务社会工作者是与他们站在同一战线上的得力助手。

十、职业咨询师(vocational counselor)

职业咨询师是促进患者职业康复的工作人员。其工作包括以下内容。

(1) 了解患者的职业兴趣,评定患者的职业基础和就业能力。

(2) 为新就业和改变职业的患者提供咨询服务。

(3) 组织求职技能训练,开展工作态度和劳动纪律等方面的教育及就业训练。

(4) 帮助患者联系工作,提供就业信息。

(龚莉玲)

任务三　康复医学的工作方式和流程

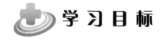

知识要求

1. 掌握康复医学的工作方式。

2. 熟悉康复医学的工作流程。

3.了解社区康复的具体步骤。

能力要求

1.能够明确康复医学工作中的学科间合作特点。

2.能够明确康复医学工作中的学科内合作特点。

案 例 导 入

患者,男,45 岁,4 日前因车祸造成颅脑损伤,经手术治疗生命体征稳定。现患者处于意识模糊状态,查体欠合作,肢体活动受限,既往有高血压动脉硬化病史。体格检查:体温 36 ℃,呼吸 28 次/分,脉搏 95 次/分,心率 95 次/分,血压 138/98 mmHg。神经系统查体:意识模糊,双侧瞳孔对光反射存在,左侧上肢肌力 1 级、下肢肌力 2 级,右侧肢体肌力、肌张力正常,左侧膝反射减弱,左下肢巴氏征(+),脑膜刺激征(+)。血常规检查:白细胞计数为 8.0×10^9/L,中性粒细胞比例上升。尿常规正常,血糖正常,脑脊液呈血性,细胞数、糖均略升高。脑 CT 检查:右侧额叶区点片状略高密度影,无颅骨骨折线及颅骨缺损。

问题:

1.该患者的康复都需要哪些专业人员的参与?

2.康复医学的工作流程是怎样的?

一、康复医学的工作方式

康复医学是一门新兴的、多专业和跨学科的医学科,需要采用多学科、多专业联合作战的方式工作,强调学科间和学科内的合作。

(一) 学科间的合作

康复医学与其他众多学科为实现全面康复的共同目标团结协作,其学科间的合作主要有两个方面。

一方面是康复医学与其他医学学科间的合作,如与预防医学、临床医学和保健医学。康复医学与这些学科既相互区别又紧密联系、相互渗透、互相促进,共同构成全面医学。康复医学与预防医学相结合形成康复预防;与保健医学相结合形成康复保健;与临床医学相结合形成众多专科,如神经康复、骨科康复、小儿脑瘫康复等。由于患者的功能障碍大多由伤病造成,因此在解决患者功能障碍时,需邀请相关学科专业人员进行会诊,共同讨论治疗方案。与康复医学科关系较为密切的临床学科包括神经内科、神经外科、运动医学科、骨科、心胸外科、老年医学科、呼吸科、心内科、风湿科、内分泌科等。

另一方面是康复医学与非医学学科间的合作,如工程学、心理学、教育学、社会学等。康复医学与这些非医学学科相互联系、相互渗透、密切合作,甚至形成了许多新学

Note

99

科。比如康复医学与工程学相结合形成康复工程学,与心理学相结合形成康复心理学,与教育学相结合形成特殊教育学,与社会学相结合形成社区康复学等。

以脑卒中为例,脑卒中的康复是一个全面的系统工程,贯穿于急性期和恢复期。康复医学科早期介入临床,与临床科室密切合作,是脑卒中康复最有效的方式。为促进康复医学科与神经内、外科的合作,需要以下条件:①增进临床科室对康复的认识;②了解临床科室的实力;③具备康复医学科的实力和条件,包括人员、设备、场地等;④实施医院经济管理政策,以优质、高效、低耗为核心,充分发挥院内人员和设备的作用,促进学科间合作。

学科间合作的过程如下:①选派技术好、服务态度好、善于沟通的医师和治疗师到临床科室去,针对重症、早期患者,观察病情,随时调整治疗方案,反复沟通,及时化解矛盾,使一些问题,如何时开始康复、如何训练、患者家属如何参与、患者病情稳定后为何要去康复医学科治疗等,都在沟通中得到很好的解决。②康复医学科医生每周定期到神经内、外科会诊,如有急诊患者应及时处理。诊疗中确定治疗时机、适应证和治疗方案。由于脑卒中康复要长期坚持下去,因此应将康复治疗作为临床诊疗的常规。不可随便给患者采取治疗方案,给患者造成负担,使之失去信任。③在临床科室开展康复医疗过程中,通常由管床医生、护士、康复医生及康复治疗师组成治疗小组,有时还包括体疗师、物理治疗师、作业治疗师、针灸师、推拿师及支具矫形师等。

开展学科间的合作,有如下好处:①有利于患者。通过多个学科的医生和治疗师共同治疗一位患者,可充分体现"一切为患者,以人为本"的理念,同时使患者获得最全面、最有效的治疗。②有利于医师间取长补短、团结协作、共同发展。近年来,国内对脑卒中形成了一个新的诊疗、救治、康复一体化的模式。其流程为:各急救中心→急诊后由神经专科医生首诊→CT 或 MRI→做出诊断→手术、介入或药物治疗→早期康复→社区医疗。在这个流程中,康复医学科医师、治疗师与临床科室的医师进行良好的协作,通过各自专业化的诊治方案共同缓解患者病情,使患者的治疗效果更好,医院的医疗水平更高,经济效益更大。③有利于管理。从医院经济管理学的角度看学科间的合作,它是通过资源共享,医疗范围各自归口,以最小的成本换取最大的利润,是最优化、经济的组合方案。④有利于学科间的互相了解。在学科间的合作中,通过彼此了解、互相学习、开阔思路、拓宽视野,可以让临床医生近距离地了解康复医学。

(二)学科内的合作

康复医学不以疾病为中心,也不以器官为目标,而是以功能障碍为核心。常见的功能障碍很多,如运动障碍、感觉障碍、言语障碍、认知障碍等。一般情况下,康复医学面对的患者其功能障碍往往不是单一的,而是多种并存。因此,在解决患者的功能障碍时需要多个康复医学专业人员合作,发挥各自的技术专长,使患者的功能障碍得到全面的、最大限度的恢复。如物理治疗师擅长运动功能的康复,作业治疗师擅长个体活动能力的康复,言语治疗师擅长语言功能的康复,假肢与矫形器师则擅长设计、装配假肢和矫形器。为了达到全面康复的目的,需要各个专业人员围绕一个共同的目标,团结协作,充分发挥本专业的技术专长。

学科内的合作指通过多种康复专业技术人员的合作工作组来进行的康复治疗,这一模式自诞生以来一直是康复医学的核心策略。因此康复治疗质量评估时通常都包括团队康复的效率。躯体和认知功能障碍患者的康复治疗过去曾经以医院治疗为基础。医院环境有助于促进团队治疗所必需的人际交流。治疗时强调全面解决方案,包括健康、躯体功能、心理调整、社会整合、职业或其他有意义的角色参与。由于操作实施的复杂性,真正的学科内的合作的实施一直很困难。近年来康复医疗资源的缺乏更增加了其实施的难度。由于经费缺乏,工作时间缩短,团队合作模式不得不面临挑战,以尽量显示其价值与效率。

康复是使功能障碍者社会参与最大化的过程。这需要尽量减少患者的物理屏障。还应使残疾人尽量提高其活动功能,改善生活自理能力和恢复正常的社会角色,包括工作。康复医院和康复中心曾经发展了全面康复方案,强调包括工作和其他社会基础目标。

保障全面康复治疗必须要有各种类型的专家和辅助条件,因为没有任何个人可以有足够的时间或广博的知识来独立完成如此全面的康复治疗。康复治疗的各个专业的经验与技术不同,观察和治疗患者的时间和时期不同。因此各个专业均对康复治疗有独特的贡献,其作用超过原先的职业训练。康复团队的主要成员通常包括康复医师、康复护士、物理治疗师、作业治疗师、言语治疗师、心理治疗师、社会工作者、假肢与矫形器师等。有助于康复治疗成功的所有人都可以是康复团队的成员。从广义上讲还包括接受康复的患者及其他有影响的人员。此外还有康复助理、助手或其他对康复治疗过程起独立作用的人员。

多学科团队和学科内团队的治疗有明显的不同。两者都涉及多种专业。但是多学科治疗时,各个学科只关注自身技能相关的领域。医疗记录往往局限于其专业范畴,而不是项目的整体目标。在病例讨论时,各个专业倾向于强调各自的领域,而不考虑对其他相关专业的贡献,因此治疗上不能合理发挥集思广益的团队综合作用。

学科内团队成员不仅要致力于特定的专业目标,而且要对康复治疗的所有结果承担共同的责任。他们共同参与康复目标的确定,提供与目标相关的观察结果(不仅局限于自身的专业),与团队的其他成员共享工作经验,互相学习,取长补短。学科内团队比多学科团队更加注重参与康复过程的各个成员的独立和相互作用。

传统的学科内团队交流机制是团队会议。这种在康复治疗现场的定期团队会议要报告各个相关专业对患者的观察,回顾治疗目标,达成治疗策略和方针的共识,设定治疗的重点内容,并确定出院日期。以前这些团队会议通常每两周一次。现在团队会议通常是每周进行一次。医疗康复的学科内团队方式保证了康复治疗的高质量。团队会议强调各种严重残疾人面临的各个方面的问题。会议特别关注治疗结果,通常采用定量分析的方式来记录患者的功能改变,疗效评估通常以回归社会或出院后的结果为依据。学科内团队方式由于其康复治疗得到整个团队的支持,因而可以确保治疗更加有效。接受康复治疗者及其重要亲朋好友的主动介入可增加患者的满意度。美国的舆论认为高质量的康复需要学科内团队模式。美国政府的医疗保险项目要求康复医院必须要有团队模式,才能得到政府付款。康复机构评审局和卫生机构联合评审局的评审标准均要求使用学科内团队。

学科内团队会议旨在为与患者康复治疗相关的团队成员提供相互交流的论坛,以

Note

对患者状态、近期和远期治疗目标以及实现目标最重要的策略和方针达成共识。

(三) 康复协作组的人员组成

我国康复事业起步较晚,康复医疗机构建设还没有定型。因此,各级康复医疗机构的人员配备仍处于摸索阶段。一般来讲,康复协作组由患者、康复医师、物理治疗师、作业治疗师、言语治疗师、假肢与矫形器师、心理治疗师、康复护士、文体治疗师、职业咨询师、社会工作者和中医康复治疗师等组成(图6-1)。其中,康复医师为协作组组长,其余为成员,共同围绕患者开展工作。与国外相比,我国康复协作组的特点是配备有中医康复治疗专业人员(中医师、针灸师、推拿按摩师等),为患者提供中医康复服务;国外康复协作组成员类型较多、分科较细,其成员还包括音乐治疗师、舞蹈治疗师、儿童生活指导专家等,目前我国仅有少数康复机构配备了这些人员。

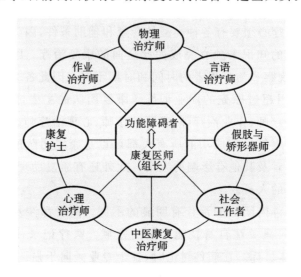

图 6-1　康复协作组的主要人员组成

康复工作是以康复协作组的形式展开的,其程序一般如下:先由康复医师召开协作组会议,协作组成员对患者功能障碍的性质、部位、严重程度、发展趋势、预后和转归各抒己见,提出各自的评定分析结果、康复对策(包括近期、中期,甚至远期的),再由康复医师归纳总结为完整的分阶段康复计划,然后各成员分别按计划付诸实施。在康复的中期或必要的时候,再次召开协作组会议,对计划的执行情况进行评价,根据实际对计划进行修订和补充,然后继续实施康复治疗。在康复治疗结束时,还要召开协作组会议对康复效果进行总结,并为下阶段或出院后的康复提出意见。

二、康复医学的工作流程

(一) 康复医学科门诊的工作流程

康复医学科门诊负责接诊患者,根据患者的身体状况、心理状态、功能障碍程度、一般情况等对患者进行处理。对于病情有疑问或较重较急、功能障碍严重的患者转至住院部进行诊疗;对于病情稳定、功能障碍相对较轻的患者就在门诊实施康复。此外,康复医学科门诊还负责为好转出院的患者提供后续康复服务,直到患者回归社会。

康复医学科门诊常见病例主要是:①颈肩腰腿痛患者;②少量的脑血管病和骨关

节损伤患者。

　　康复医学科门诊和康复病房的工作流程如图 6-2 所示。门诊康复工作者接诊患者后，对患者进行临床诊查，必要时行影像学检查、实验室检查及请有关专科医师会诊。在对患者的情况有初步了解后，实施康复评定及康复治疗。门诊康复服务结束后，根据末期评定结果指导患者今后的去向（进入不完全康复类康复机构继续进行康复治疗或直接回归家庭和社会）。

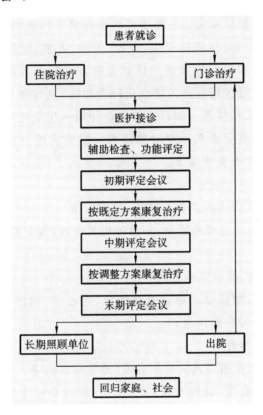

图 6-2　康复医学科门诊和康复病房的工作流程

（二）康复病房的工作流程

　　康复病房的患者主要由康复医学科门诊和其他临床科室转入，其工作流程与康复门诊流程大致相同。由于住院患者病情相对较复杂、功能障碍程度较严重，因此诊疗工作较困难，所需康复时间较长。所以，康复病房一般拥有一支专业化的康复团队。

　　在康复门诊的工作流程与康复病房的工作流程中，二者均特别强调康复过程中的评定，三期评定缺一不可，在康复治疗中有重要意义。治疗前，通过对患者的初期评定，掌握其功能障碍的性质、严重程度、致残原因、残存功能和康复潜力，并根据患者的年龄、职业、爱好、居住环境等了解其康复需求，综合确定近期和远期康复目标，制订出行之有效的康复治疗方案，指导康复治疗的实施。康复治疗进行到一定阶段时进行中期评定，在与初期评定的对比下，了解患者的康复进展以及是否有新的功能障碍出现，以便及时调整并制订新的康复方案。中期评定在康复过程中至少需要进行一次，必要时可进行多次。在患者出院前应对其进行末期评定，主要是了解康复效果，并做出初步的康复结局判断，并以此确定患者今后的去向。如无功能障碍者可直接回归家庭、社会,残存功能障碍者则需根据功能障碍的严重程度及全身状况转至康复医学科门诊、疗养院、不完全康复类康复机构或社区继续进行康复治疗。

此外,康复门诊和康复病房的康复工作者在康复服务结束时应当整理、保存好患者的康复资料,这些资料是康复医学科研的重要材料,对康复医学乃至康复事业的发展有重要意义。

(三)社区康复站的工作流程

社区康复站计划的拟订和实施主要依靠社区的领导和组织,依靠社区的群众和团体,也要依靠有关的政府部门(包括卫生、教育、劳动、人事、民政和社会服务等部门),还要依靠康复对象本人和他们的家庭。只有这些力量联合起来,通力合作,社区康复站工作才能顺利开展。社区康复站的社会化程度较高,进行康复工作需要按照下面的步骤实施:建立社会化工作体系→制订社区工作计划→建立社区工作队伍→培训社区康复人员→调研社区康复资源和康复对象需求→组织实施→检查评估。对首次来社区康复站就诊的患者,工作流程如下。

1. 接诊

用问候、朋友式的语言消除患者的紧张、焦虑情绪。

(1)建患者病历:询问患者的姓名、年龄等相关资料;询问病史、既往史、过敏史;阅读相关的病历资料。

(2)检查:物理检查、实验室检查、影像学检查。

(3)相关专科会诊:如接诊的患者有高血压、冠心病、糖尿病、脑血管病、心衰、压疮、心理问题等,请相关专科医师会诊。

2. 康复初期评定与治疗

(1)康复评定:一般在患者入院初期完成(通常在入院7天内),目的是全面了解患者的功能状况和障碍的程度、肢残原因、康复潜力,据此确定康复目标和制订康复治疗计划。

(2)制订康复处方:根据初期评定制订合理的康复处方,包括:①物理治疗(PT)处方;②作业治疗(OT)处方;③言语治疗(ST)处方;④心理治疗计划。

(3)记录病历(病案):需要把患者的以上情况详细记录在案。

(4)康复治疗:根据制订的康复处方开始有针对性的治疗,如PT、OT、ST、心理治疗,辅助支具等。

3. 康复中期评定与治疗

(1)康复评定:在康复治疗的过程中进行,目的是了解经过一段时间康复治疗后患者功能变化的情况,并分析其原因。

(2)康复处方调整:根据中期评定调整康复处方,如PT、OT、ST、心理治疗计划等。

(3)记录病历(病案):详细记录调整的内容。

(4)康复治疗:根据调整后的康复处方对患者进行康复治疗。

4. 康复终期评定

在康复治疗结束时进行,目的是评定患者经过康复治疗后总的功能状况、康复治疗效果,提出回归家庭和社会或做进一步的康复治疗的建议。

5.每天进行康复治疗的工作模式

(1)接诊:问诊,朋友式的语言,打招呼。

(2)检查:在康复训练前的检查(心理、情绪、心肺功能、面色,了解原发疾病目前的情况等)。

(3)评定:对昨日的康复训练情况进行效果评定。

(4)康复训练:一对一徒手训练,器械训练,完成所留作业训练。

(5)结束康复训练:检查,询问训练后有无不适、疲劳程度等,注意对原发疾病的关注。

(6)登记训练卡片。

(7)必要时可在病历上记录。

(8)将康复训练场所进行整理。

目前我国社区康复站的工作流程如图 6-3 所示。

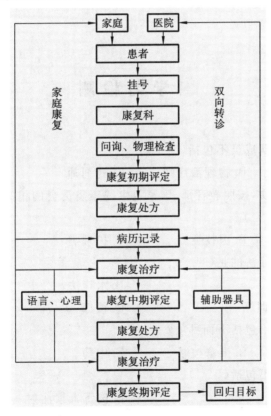

图 6-3　社区康复站的工作流程

这一工作流程反映了社区康复站与其他康复机构的区别,具体表现如下。

(1)对残疾人进行残疾评定,提出康复建议。在康复调查所获得的有关残疾人资料的基础上,需做进一步的评定,以准确了解患者的功能状况,并以此为依据制订康复计划,提出康复建议。

(2)为残疾人选择适宜的康复训练项目。社区中所能提供的康复训练项目,不是对每一位残疾人都适用的;应当因人而异地给残疾人选择适宜的一种或几种项目以获得最佳训练效果,或者参照 WHO 发布的《在社区中训练残疾人》的要求,选择其中适宜的训练项目,指导残疾人使用。

(3)指导残疾人进行康复训练。由社区康复站人员帮助指导残疾人进行康复训练,并做好记录。训练时应当充分调动残疾人的积极性和主动性,帮助残疾人战胜困难,鼓励残疾人持之以恒。在训练过程中,还应采取循序渐进的训练方法,力求使训练项目活泼、新颖,要从易到难,从简到繁,从少到多,通常可把一个繁杂动作分解成若干个简单的动作,分阶段训练完成。

(4)定期进行康复评定。定期评定通常为一个月一次,是康复训练中很重要的一步。通过评定可以了解训练项目是否适合、是否有效和残疾人对训练的态度等,并根据评定结果提出改进意见,必要时对康复方案予以修订。

(5)协调各方力量,利用转介,促进残疾人全面康复。残疾人的全面康复是康复的最终目标。为实现这一目标,需要不同部门之间、不同专业之间以及各层次间的转介系统的支持。

(龚莉玲)

学习检测

一、选择题

1.康复医学的团队成员不包括(　　　)。

A.康复医师　　　　　B.物理治疗师　　　　C.药剂师　　　　　　D.康复护士

2.关于职业的性质,按照教育部、国家卫生健康委员会的相关文件精神,康复治疗师应属于哪一类?(　　　)

A.医师类　　　　　　B.医技类　　　　　　C.护理类　　　　　　D.技师类

3.以下属于作业疗法的是(　　　)。

A.生物反馈疗法　　　　　　　　　　B.水疗法

C.日常生活能力训练　　　　　　　　D.按摩

4.中医康复治疗不包括下面哪项?(　　　)

A.针灸　　　　　　　B.推拿按摩　　　　　C.中药　　　　　　　D.关节松动术

5.康复治疗方法不包括(　　　)。

A.物理治疗　　　　　　　　　　　　B.肉毒毒素注射

C.言语训练　　　　　　　　　　　　D.佩戴矫形器

6.物理治疗师的职责不包括以下哪一项?(　　　)

A.进行运动功能评定

B.指导患者进行增强肌力、耐力、体能的练习

C.为患者进行牵引治疗、手法治疗

D.对患者进行日常生活活动的训练

7.以下哪一项不是作业治疗师的职责?(　　　)

A.指导患者进行认知功能训练

B. 对有吞咽功能障碍者进行治疗和处理

C. 指导患者进行医疗运动

D. 了解和评定患者的职业兴趣、基础和能力

8. 言语治疗师的职责不包括以下哪一项？（　　　）

A. 对患者的言语相关能力进行检查评定

B. 对患者进行电、光、水、热、磁、超声等物理因子治疗

C. 对吞咽功能障碍者进行治疗

D. 对神经系统病变、缺陷导致的言语交流障碍者进行言语训练

9. 心理治疗师的职责不包括（　　　）。

A. 进行智力测验、心理测验、人格测验等测验和评定

B. 根据心理测验结果，为患者的整体治疗计划提供建议

C. 进行家庭问题和职业问题的咨询服务

D. 到患者家中进行随访

10. 社会工作者的职责是（　　　）。

A. 了解和评定患者的职业兴趣、基础和能力

B. 为患者提供心理咨询服务

C. 指导患者进行日常生活活动训练

D. 了解患者的生活方式、家庭情况、经济情况及在社会的处境，评定其回归社会的困难

11. 康复协作组的组长是（　　　）。

A. 物理治疗师　　　　　　　　B. 作业治疗师

C. 康复医师　　　　　　　　　D. 康复护士

12. 康复协作组的优点不包括（　　　）。

A. 处理全面　　　　　　　　　B. 技术精良

C. 效率较高　　　　　　　　　D. 分工过细，需要专业人员较多

13. 关于康复医疗的流程，下面说法正确的是（　　　）。

A. 初期评定→中期评定→末期评定

B. 康复医学科门诊→接诊→制订治疗计划

C. 治疗一段时间之后→再次评价→出院后安排

D. 出院建议→继续门诊治疗→社区治疗→医院复诊

14. 多学科和多专业合作，共同致力于患者功能康复的工作方式，这是（　　　）。

A. 学科小组模式　　　　　　　B. 康复团队模式

C. 专业小组模式　　　　　　　D. 康复专科模式

15. 脑卒中康复的学科内团队成员不包括（　　　）。

A. 康复医师　　　　　　　　　B. 物理治疗师

C. 作业治疗师　　　　　　　　D. 特殊教育工作者

习题答案

二、案例分析题

患者，男，27 岁，于 2012 年 1 月 4 日因工作意外，不慎从 3 m 高处跌落。1 月 6 日于当地医院全麻下行后路的"T12、L1、L2 椎体骨折切开复位、减压自体骨植骨内固定

Note

术"。术后诊断为 T12 平面脊髓损伤 B 级。术后 3 个月余,患者病情稳定,由平车推送入我院。

分组讨论:

1.该患者的康复需要哪些专业人员的参与?

2.其康复医学的工作流程是怎样的?

三、综合讨论题

请结合所学知识,谈谈学科内团队合作模式的效益及影响因素。

项目七　康复医学科诊疗常规

任务一　康复医学科文件书写

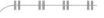

本项目PPT

案例导入

患者,女,32 岁,腰部疼痛、活动受限 20 天。患者入院前 20 天,劳累后致腰部疼痛、活动受限,给予卧床休息后,第二天疼痛缓减,但活动劳累后症状又加重,遇到刮风下雨、气温骤降疼痛亦加重,称自己贴"腰痛灵"效果差,患者发病时无腿部疼痛及下肢肌肉无力等症状。病情时好时坏,为求进一步诊治,遂来我院就诊,门诊经拍片及 CT 确诊为"L4～L5 椎间盘突出"。患者发病以来精神可,睡眠、大小便均正常。

查体:T 36.6 ℃,P 80 次/分,R 20 次/分,BP 120/80 mmHg,身高 162 cm,体重 57.5 kg。

骨科情况:行走无跛行,腰椎生理曲度正常,无畸形,无肿胀及皮肤破溃,L4～L5 棘突间压痛明显,无向下放射痛,腰椎活动受限。双下肢肌肉肌力及肌张力正常,感觉、运动、血液循环正常。膝腱及跟腱反射正常。直腿抬高试验阴性,加强

Note

试验阴性。

辅助检查:腰椎骨质退行性病变。腰椎 CT:L4～L5 椎间盘突出。

问题:

1.上述病历是否是一份完整的康复住院病历?

2.如果不完整,还缺少什么?

一、康复医学病历

康复医学科是临床科室之一,到目前为止,其病历的书写尚未形成独立的、统一的格式,故一般采用临床医学病历的模式书写,但由于康复医学有其自身特点和要求,因此其病历的书写要充分反映出康复医学的特点。

（一）康复医学病历的特点

康复医学科诊治的对象主要来自临床各科室,和其他专科病历相比有自身的特点。

1.康复医学病历是以功能障碍为中心的病历

康复医学病历在明确了疾病的医学诊断后,更重视疾病所引起的功能障碍。在病历上应反映出功能的水平、障碍的性质和程度、残疾的范围、患者对残疾的适应情况和分析临床康复要解决的问题,拟订康复的方案。

2.康复医学病历是功能评定的病历

康复医学病历要对运动、感觉、言语、心理和生活、学习、工作的活动功能做出详细的评估,尤其重视评估剩余的功能,以预测康复的潜力,并拟订功能康复的措施。

3.康复医学病历是综合评估的病历

康复医学病历应全面反映患者的心理状态、生活方式、职业情况、社会生活等资料,并对此进行综合、全面的评估,注意疾病或残疾对患者生活、上学或就业的影响,从而有助于全面康复的实现。

4.康复医学病历是跨科性评估的病历

一个完整的康复医学病历需要由一个具有跨科性质的康复协作组来采集和填写。康复医师对病历采集、体格检查和综合评估固然起重要的等作用,但综合全面的评估则是由多个分科的专业化的评估组成的。例如进行多种作业能力的评估要靠作业治疗师,言语能力的评估要靠言语治疗师,心理认知功能和精神状态的评估要靠康复心理学工作者,患者的社会、家庭问题等的评估要靠社会工作者。

（二）康复医学病历的内容

一份完整可靠的病历的建立,需要医务人员与患者之间具有良好的医患关系。要注意以功能的眼光来采集病史。总的来说,康复医学病历主要包括一般资料、主诉、病史、体格检查与功能评定、诊断、康复目标与康复计划这几项大的内容。

1.一般资料

包括姓名、性别、年龄、婚姻、职业、籍贯、民族、住址（或工作单位）、电话、入院日期、记录日期、病史陈述者（如患者不能自述病史时，还要记录陈述者与患者的关系）、可靠性。

2.主诉

患者自述的疾病和功能障碍的主要问题。与其他专科病历不同的是，康复医学病历的主诉在其基础上要同时有功能变化的描述，例如脑血管意外损伤的患者，其主诉常常是"脑梗死后右侧肢体无力、不能行走和穿衣2个月"；腰椎间盘突出症的患者的主诉可能是"腰痛伴左下肢麻痛、不能站立和行走3天"。一个简明扼要的主诉可以提示是哪个系统的疾病、疾病的性质如何。有的患者主诉中只提及疾病的症状或外表的改变，而没有提到功能的表现，此时医师在问诊中应沿着症状的线索追查对功能的影响，并结合病史分析以选择出更贴切的主诉。

3.病史

包括现病史、既往史、个人史和家族史四个部分。

（1）现病史：现病史是病史中的主体部分，是对当前疾病有关情况的记载。对康复医学来说，现病史就是"现在功能史"。其主要内容有：患病或损伤的时间（何时开始出现的功能障碍，至今已有多长时间了）、原因（功能障碍是源于先天性或是外伤、疾病后遗症、心理精神刺激等还是原因不明）及随后的演变过程，所接受的治疗及并发症等情况。应按时间顺序描述患者功能障碍的发生、发展程度及其影响，并了解患者的适应情况。现在功能史的常见项目如下。

①活动性：活动性是指活动的能力。在疾病或损伤后往往导致活动性下降，要询问患者完成活动的状况（从床上活动到行走）、辅助设备（如拐杖或轮椅）的使用情况、功能性活动的安全性和独立性等。一般的活动有这样几个方面：a.左右翻身：从仰卧到俯卧再还原到床上活动。b.不同活动水平的转位活动：如从仰卧位→坐位→站立位→坐位等。c.站立：行走的先决条件。包括站立的稳定性、平衡性、耐力等。d.行走：应询问患者在不同路面上行走和上下楼梯的能力；使用轮椅的要了解使用轮椅前进、后退和转弯等情况。e.转移活动：包括床-轮椅、轮椅-厕座之间的转移，是否使用滑板，转移方式（垂直或侧向），怎样放置下肢等；如下肢无力或瘫痪时，若放置不当，容易造成损伤。

②日常生活活动：包括进食、梳洗、穿脱衣服、洗澡和如厕等活动。梳洗包括每天早上所进行的所有卫生活动，例如洗脸、刷牙、刮胡子、梳头、化妆等。穿脱衣服包括内衣、衬衣、外衣、短裤、长裤、裙子等。由于穿衣的体位不同，需要的技巧也不相同，因此，病史中应包括患者穿衣时的体位（床上、椅子上、站立）。洗澡方面主要了解患者是否能安全进出澡盆或进行淋浴，是坐着还是站着进行。如厕技巧包括活动性，例如轮椅-厕座间的转移，在厕座上的坐位平衡及站立平衡，是否用扶手，是否要用便盆，便后清洁、穿裤子及冲厕情况等。

③家务活动：日常家务活动一般包括做饭、洗衣服、打扫卫生等。这些活动需要良好的站立平衡和耐力，且通常需要使用双上肢活动。

④认知功能：认知功能包括对人物、地点、时间和情景的定向、记忆、判断和抽象思维能力。当怀疑患者有认知缺陷时，通过询问其家属、朋友或其他照料者等有利于帮助判断患者的认知功能障碍情况。

Note

⑤交流功能:包括语言交流、非语言(即手势)交流和书写交流。

(2)既往史:既往史应着重记录患者以往的健康状况和可能对患者功能产生重要影响的疾病与外伤、手术等,尤其要注意心血管系统、呼吸系统、神经系统、骨关节肌肉系统的疾病史,以便了解患者在罹患现病前的基础功能水平。此外,还要注意以下几个方面。

①生长发育情况:对儿童患者及疑有先天性疾病的患者需详细了解其生长发育情况。

②体质情况:有无消瘦、倦怠、过敏体质,或超重肥胖。

③感官语言情况:视力、听力、言语有无障碍。

④呼吸系统:有无慢性咳嗽、哮喘、体力活动后呼吸困难。

⑤心血管系统:有无心律不齐、心前区痛、心悸,有无间歇性跛行、小腿静脉曲张、体力活动后心悸及呼吸困难的现象。

⑥消化系统:胃肠道有无消化及吸收障碍、排便困难或大便失禁,胃、十二指肠溃疡病。

⑦泌尿生殖系统:对脊髓损伤患者、小便失禁者、神经源性膀胱者,是否已采取膀胱护理技术。有无泌尿道感染征象(尿频、尿急、尿浑浊、排尿痛);妇女妊娠、月经情况,有无性功能障碍。

⑧神经系统:有无眼花、复视、视野缺损,有无晕眩、震颤、抽搐、不自主动作、共济失调、感知觉丧失、认知能力(辨向力、注意力、记忆力、言语及思维能力、解决问题能力)的改变以及读、写、言语障碍。

⑨骨关节肌肉系统:有无肌肉和关节疼痛、肌萎缩、肌无力、骨骼畸形、关节强直、运动受限,以及关节、软组织肿胀、骨折病史。

(3)个人史:包括个人生活、职业、心理、社会生活史等,女性还包括月经、生育史。

①个人生活史:包括 a.生活方式:生活是否有规律,饮食习惯如何,有无烟酒嗜好,有无业余爱好。b.居住条件:居住地点(市区、市郊、农村),住房楼层,住房条件或居室布置。

②职业史:了解患者文化程度及以前的所有工作情况,以便制订的康复计划适合于患者的文化程度,有助于对患者是否重返原工作和从事新的工作进行咨询和指导。

③心理史:包括抑郁、焦虑、自杀倾向等方面的情况。

④社会生活史:包括家庭生活、婚姻状况、配偶健康状况、夫妻关系、性生活情况、家庭或个人经济状况、社区情况。社区情况:周围有无可提供帮助的邻居,是否喜欢社交活动(与亲友、同事、同学来往)。

⑤月经、生育史:对于女性患者应详细询问并记录其月经史和生育史。

(4)家族史:询问家庭成员的健康与疾病情况,特别要询问是否患有与患者同样的疾病,有无与遗传有关的疾病,这些均有助于估计预后。另外,了解家庭成员的健康与功能状况,也有助于对患者的康复出院计划进行合理安排。

4.体格检查与功能评定

康复医学中的体格检查内容与其他临床体检相同,但在检查上有其重点,且在一系列活动功能的评估上有其特点。一般的体检本章不予赘述,以下简述康复体检要注意的重点内容。

(1)外表及生命体征：身体姿势有无异常(畸形)，神情有无紧张、焦虑不安或淡漠、忧郁，血压是否正常(有眩晕者要分别取仰卧、坐位及立位血压)，心率(注意有无心律不齐、心动过速)，体重(监测其变化)。

(2)皮肤及淋巴结：局部皮肤(尤其受压处)有无坏死、压疮，有无外伤瘢痕、破损(尤其皮肤感觉消失者)，有无血管神经性水肿，淋巴结有无肿大、压痛，肢体有无淋巴水肿。

(3)头：头部有无瘢痕、畸形，姿势是否正常。

(4)眼：检查视力，有无复视、视野缺损，目前所佩戴眼镜是否合适，是否应矫正。良好的视力有利于康复训练和各种技巧的学习。

(5)耳：检查听力(良好的听力对于接受康复训练至关重要)。

(6)口腔和咽部：注意齿列是否正常，有无缺齿，有无唇、腭裂畸形，舌运动是否正常，注意颞颌关节活动度、有无压痛等。

(7)呼吸系统：按常规体位方法进行，注意有无胸廓畸形(严重脊柱侧弯)，呼吸运动及肺通气能力是否受限，要注意咳嗽是否有力，能否顺利咳出痰液。

(8)心血管系统：按常规体检方法进行。心脏情况与运动锻炼耐受量有关，应检查心脏有无异常。此外，还要注意末梢循环情况，对穿戴假肢与矫形器者，注意肢体局部有无因受压而影响血液循环的情况，有无动脉阻塞、静脉曲张等征象。

(9)腹部与泌尿、生殖系统：按常规方法进行，但要注意，在给痉挛性瘫痪患者做腹部检查时，宜先做听诊，后做触诊和叩诊，以免刺激肠蠕动。对脊髓损伤留置导尿管的患者，应注意尿道外口有无溃疡；注意检查肛门括约肌张力。

(10)骨骼、关节肌肉系统：此项检查是康复体检的重点，要特别仔细地观察肌肉、骨骼、关节的外形有无异常，注意肌肉或肌群的对称性，有无萎缩等；观察并触摸关节有无红肿、发热、畸形和疼痛；如果有截肢，须观察其截肢的水平、长度、残端的形状和功能状态，脊柱有否畸形，压痛，坐姿，行走时的步态等。

(11)神经系统：该部分也是康复医学科体格检查的重点，包括患者的意识、高级神经活动、脑神经检查、肌力、肌张力、深浅感觉、平衡、腱反射、病理征、脑膜刺激征等。

(12)专科检查：重点说明与此次疾病有关的体征、功能障碍的部位及其相关的部位的功能状态。

对患者的体格检查有三个目的：①寻找可能存在的引起功能障碍的器官组织缺陷；②寻找可能存在的继发于基础疾病的身体障碍(如压疮、肢体挛缩、关节强直、肌肉萎缩)；③评估尚残存的能力，明确康复训练的重点和目标。

康复医学不但重视检查，更重视功能性的综合评定：如运动功能评定、平衡功能评定、步态分析、日常生活活动能力评定、交流能力评定、认知功能评定、心理测验等。不同的疾病和功能障碍评定的内容是不相同的。例如，脑卒中患者应进行偏瘫功能评定、日常生活活动能力评定、功能独立性测量、言语功能评定等，而骨骼、关节、肌肉或周围神经疾病应进行关节活动度、肌力评定等。进行的专项评定，都应另外填写评定表格。

113

5. 诊断

在完成病史、体格检查及功能评估资料的记录后,康复医师将材料加以整理分析,针对患者的典型病史、客观体征、功能表现和有关实验室及影像学检查等资料做出小结。同时按照临床诊断和康复评定相结合的原则,做出诊断。康复的诊断,包括临床诊断和功能诊断两个部分。临床诊断根据临床各专科的疾病的诊断原则做出。功能诊断一般包括残损、残疾和残障等水平的内容。目前我国尚无统一的康复医学功能诊断的标准和名称。

6. 康复目标与康复计划

由于在康复治疗的过程中,常常需要进行针对性处理,因此,应详细列出现存的(包括医疗和康复在内的)各项问题,并根据这些问题确立康复短期和长期的康复目标。这种以问题为中心,以解决问题为目标的康复医学病历,是康复医疗管理工作行之有效的一种新制度。它为残疾患者的全面康复和有步骤、长期的康复处理提供了一条有效的途径。这种方法简称为 SOAP。

S(subjective data):患者个人的主诉、症状、病史材料。

O(objective data):客观体征、功能表现。

A(assessment):对以上材料进行评估分析。

P(plan):拟订处理计划,包括有关进一步检查、会诊、诊断、康复治疗和处理的计划。

前面讲到的是对康复住院病历的基本要求。在康复门诊中门诊病历的书写项目与住院病历相似,但由于门诊的特殊性,其内容要相对简单。按照门诊病历规范要求,其内容包括:主诉、现病史、既往史、查体和专科情况(康复治疗处方应重点描述功能障碍的主要表现)、相关辅助检查的诊断、处理方法(包括临床用药及康复处方)等。

附录 A 是临床上康复住院病历的一个实例,以供参考。

二、康复治疗处方

康复治疗处方就是康复医师向康复治疗人员下达的康复治疗医嘱。处方应包括诊断、治疗目的和具体实施方法,如治疗部位、治疗种类、治疗剂量、治疗时间、治疗频度与次数、治疗强度等。治疗处方能为治疗和管理提供永久记录,在以后的治疗和疗效评定中作为参考依据。

1. 治疗处方的内容

通常包括患者的一般情况、病史摘要、诊断与评定的结果、治疗目的、治疗种类、治疗部位、治疗方法和剂量、治疗时间、治疗频度与次数、疗程、注意事项、签名和日期等。

2. 治疗处方的种类

康复治疗的种类比较多,因此丰富的治疗处方分为运动疗法处方、牵引疗法处方、物理疗法处方、作业疗法处方、言语疗法处方、心理疗法处方、中医传统疗法处方以及假肢与矫形器装具处方和轮椅处方等。

由于康复治疗的种类不同,治疗的目的和要求也不同,因此,各种处方的具体要求也有所不同。

附录 B 是临床上康复治疗处方的一个实例,以供参考。

三、康复治疗记录

康复治疗记录是治疗师执行医师的处方医嘱情况的记录。每次给患者治疗后记录能很好地观察患者治疗的情况,同时也能反映治疗师的工作量,对科研的基本数据和资料的收集也有非常重要的作用。记录的主要内容与要求如下:①治疗单上应填写患者的姓名、性别、年龄、科别、床号、病历号等以便核对、统计和归档等。②记录的内容为治疗次数、日期、部位、方法、剂量、时间、特殊反应(如局部有肿胀、烫伤、过敏反应,以及心率、呼吸、脉搏、血压等全身反应等)。③治疗结束后可进行疗效评定,同时可进行一些专项指标的观察与记录。④治疗师签名。

治疗记录可附于处方的后面或与处方相连。方便执行与观察,也可单独一页。

附录 C 是临床上康复治疗记录的一个实例,以供参考。

（罗文伟）

任务二　康复医学科工作常规

一、门诊接诊工作常规

(一) 一般接诊流程

康复医学科接受门诊或转诊患者,应认真询问病史,进行相应的体格检查、必要的实验室检查和影像学检查,然后按需要进行康复评定,确定康复治疗方案,最后请患者到相关治疗室进行治疗。需要住院的患者应予办理相关手续收入病房,不适宜进行康复治疗的应转诊。

一个康复疗程完成后,应对康复效果进行初步评定,以决定是否调整方案和继续进行康复治疗。门诊患者若中途停止康复治疗一周以上的,也应复查以确定是否按原方案或重新制订方案进行康复治疗。每次复查和康复治疗都应做详细的记录。

(二) 常见疾病的接诊

康复医学科门诊接诊患者,最常见的是神经科康复患者和骨科康复患者,由于功能障碍的性质和情况不同,在诊疗思路上,尤其是康复评定的选择上有很大的差别。

1. 神经科康复

神经科康复主要有脑卒中的康复、颅脑损伤的康复、小儿脑性瘫痪的康复、脊髓损伤的康复和周围神经病损的康复。

(1)脑卒中:脑卒中又名脑血管意外,是指发展迅速、持续时间超过 24 h、血管源性的急性脑血液循环障碍所导致的各种临床综合征。脑卒中的病因有出血和缺损两大类,分别以脑出血和脑梗死最多见。常见的功能障碍为偏瘫、失语、知觉认识障碍、意识障碍等。门诊接诊的主要是早期病情相对稳定和恢复期的患者。早期积极正确的

115

康复治疗将使绝大多数患者的功能明显改善。

脑卒中的康复评定包括：昏迷和脑损伤严重程度的评定、脑卒中运动功能评定、ADL 能力评定、生存质量评定等。昏迷和脑损伤严重程度的评定主要采用格拉斯哥昏迷量表（Glasgow coma scale，GCS）和我国第四届脑血管病学术会议推荐应用的脑卒中患者临床神经功能缺损程度评分标准（MESSS）。脑卒中运动功能评定的方法有 Brunnstrom 方法、Bobath 方法、上田敏法、Fugl-Meyer 法、运动评估量表（motor assessment scale，MAS）和英国医学研究理事会分级评测法等。他们各有侧重，选用哪种方法可依具体情况而定，也可将几种方法综合起来运用。ADL 评定运用 FIM 和 Barthel 指数评定。生存质量（QOL）评定分为主观取向的 QOL、客观取向的 QOL 和疾病相关的 QOL 三种，常用的量表有 SF-36、WHO-QOL100、生活满意度量表（satisfaction with life scale，SWLS）等。其他功能障碍评定还有感觉的评定、认知功能的评定等，对有言语-交流功能障碍的患者，还要进行构音障碍或失语症的评定。

（2）颅脑损伤：颅脑损伤是脑的损伤，是一种常见的创伤，主要见于交通事故、工伤、运动损伤、跌倒和撞击等。按其损伤性质分为脑震荡、脑挫伤与脑撕裂伤和颅内血肿。

①脑震荡有短暂的意识丧失，一般不超过 12 h，无明显结构上的变化，没有永久性的脑损伤，也不遗留神经功能障碍。

②脑挫伤常伴有擦伤和压伤，但脑组织的连续性并未破坏，伤后立即发生意识丧失，昏迷时间可为数小时、数日、数周、数月不等，神经功能障碍发生率和死亡率比脑震荡高。

③脑撕裂伤有神经结构的损伤，其死亡率可高达 50%，后遗神经功能障碍。

④颅内血肿是一种较为常见的致命的继发性损伤，症状和体征在伤后一段时间内逐渐出现，呈进行性发展，未经处理的患者几乎 100% 死亡，即使经过处理的患者死亡率也非常高。门诊就诊的为其后遗症患者。

其康复评定包括：严重程度评定、认知功能障碍评定、行为障碍评定、言语障碍评定、运动障碍评定、ADL 能力评定、预后评定、颅脑外伤结局评定等。认知功能障碍包括意识的改变、记忆障碍、听力理解异常、空间辨别障碍、失用症、失认症、忽略症、体像障碍、皮层盲和智力障碍等。行为障碍主要依据症状判断，如攻击、冲动、丧失自制力、严重强迫观念、癔症等。言语障碍包括言语错乱、构音障碍、命名障碍、失语。由于颅脑损伤患者多有认知障碍，所以在测评 ADL 能力时宜采用包括有认知项目的评定，如功能独立性测定。严重颅脑损伤预后预测通过综合 GCS 评分、CT 扫描、年龄、瞳孔对光反射、损伤后健忘症持续时间等来进行。颅脑外伤结局采用格拉斯哥结局量表。其他评定和脑卒中类似。

（3）小儿脑性瘫痪：小儿脑性瘫痪又称脑瘫，是指从小儿出生前到出生后一个月内因各种原因所致的一种非进行性的脑损伤综合征。其主要表现为中枢性运动障碍及姿势异常，同时经常伴有智力、语言及听觉等多种障碍。

其康复评定包括：小儿身体发育功能（肌力、肌张力、关节活动度、原始反射或姿势性反射、平衡反应、协调能力、站立和步态）评定，心理、智力及行为评定，言语功能评定，感、知觉功能评定，ADL 能力以及功能独立能力的评定。

Note

（4）脊髓损伤：脊髓损伤是指由于各种原因引起的脊髓结构、功能的损害，造成损伤水平以下运动、感觉、自主神经功能障碍。

其康复评定包括：损伤的评定、运动功能的评定、感觉功能的评定、ADL 能力的评定、功能恢复的预测等。损伤的评定有损伤水平的评定、损伤程度的评定、脊髓休克的评定。运动功能评定采用运动评分法（motor score，MS），痉挛评定采用改良的 Ashworth 量表。感觉功能评定采用感觉指数评分（sensory index score，SIS）。截瘫患者 ADL 能力评定用改良的 Barthel 指数，四肢瘫患者用四肢功能指数。功能恢复的预测：对完全性脊髓损伤的患者，根据其不同的损伤平面预测其功能恢复情况。其他的评定还有神经源性膀胱的评定、性功能障碍的评定、心肺功能的评定、心理障碍的评定等。

（5）周围神经病损：周围神经病损一般可分为周围神经损伤和神经病两大类。周围神经损伤是由于周围神经丛、神经干或其分支受外力作用而发生的损伤，神经病是指周围神经的某些部位由于炎症、中毒、缺血、营养缺乏、代谢障碍等引起的病变，又称神经炎。其临床表现主要有：①运动障碍：表现为弛缓性瘫痪、肌张力降低、肌肉萎缩。②感觉障碍：表现为感觉减退或消失、感觉过敏，主观有麻木感，自发疼痛等。③反射障碍：腱反射消失或减弱，自主神经功能障碍，表现为皮肤发红或发绀、皮温低、无汗、少汗或多汗，指甲粗糙变脆等。常见的周围神经病损有臂丛神经损伤、桡神经损伤、正中神经损伤、尺神经损伤、坐骨神经损伤、腓总神经损伤、胫神经损伤、腕管综合征、糖尿病性周围神经病、三叉神经痛、特发性面神经病麻痹（又称 Bell 麻痹）、肋间神经痛、坐骨神经痛等。

其康复评定包括：运动功能评定、感觉功能评定、反射检查、自主神经检查、日常生活能力评定、电诊断检查等。运动功能评定有肌力评定、关节活动度测定、患肢周径的测量、运动功能恢复等级评定（将神经损伤后的运动功能恢复情况分为六级）。感觉功能评定可分为浅感觉检查、深感觉检查和复合感觉检查，还可做 Von Frey 单丝压觉试验、反射检查，对于患者双侧对比检查，常用反射有肱二头肌反射、肱三头肌反射、桡骨骨膜反射、膝反射、踝反射等。自主神经检查，常用发汗试验。日常生活能力评定运用 Barthel 指数评定。电诊断检查有直流感应电测定、强度时间曲线、肌电图检查、神经传导速度的测定。

2. 骨科康复

骨科康复主要有骨折后的康复、骨性关节炎的康复、人工关节置换术后的康复、颈椎病的康复、肩周炎的康复、腰椎间盘突出症的康复。

（1）骨折后的康复：骨或骨小梁的完整性和连接性发生断离，称之为骨折。骨折愈合分六期：撞击期、诱导期、炎症期、软骨痂期、硬骨痂期、重建期。

其康复评定包括：骨折一般情况，如骨折对位对线，骨痂形成情况，延迟愈合或未愈合，有无假关节、畸形愈合，有无感染、血管神经损伤、骨化性肌炎等。还包括专项评定，如关节活动度、肌力、肢体长度及周径、感觉功能、日常生活能力等。

（2）骨性关节炎的康复：骨性关节炎是一种常见的关节炎，是一种非对称性、非炎症性、无全身性征象的疾病，也称退行性关节病、骨性关节病或增生性关节炎。骨性关节炎分原发性和继发性两类。

其康复评定包括：X射线检查严重程度的评定、关节ROM评定、肌力评定、疼痛的评定、压痛、15 m步行时间测定、握力测定、畸形分析、ADL能力的评定等。

（3）人工关节置换术后的康复：人工关节置换术是指用人工关节替代和置换病伤关节。人工关节置换术后的功能障碍主要有：疼痛、关节严重畸形、关节骨质结构破坏、对线不良、关节稳定性降低等。

其康复评定包括：术前评定，包括肌力评定、关节活动度、观察步态、测定手术肢体的长度、X线片检查等。术后评定，包括评测生命体征、伤口情况、关节水肿、关节疼痛、关节活动状况、肌力评定、活动及转移的能力、关节稳定性和活动度、步态分析等。

（4）颈椎病的康复：颈椎病是由于颈椎间盘退变、突出，颈椎骨质增生，韧带增厚、钙化等退行性变刺激或压迫其周围的肌肉、血管神经、脊髓引起的一系列症状。其可分五型：神经根型、脊髓型、交感型、椎动脉型和混合型。

其康复评定包括：一般情况评定，包括颈椎活动度的测定、肌力的测定、感觉和反射的测定、疼痛与压痛点的测定、肌电图和神经传导的测定、影像学的评定、ADL能力评定。专项评定，包括颈椎稳定性评定、颈椎间盘突出功能损伤评定、脊髓型颈椎病功能评定等。

（5）肩周炎的康复：肩周炎是肩关节内外慢性损伤性炎症引起疼痛和活动障碍的一种疾病，可分为三期：凝结期、冻结期和解冻期（或分为疼痛期、僵硬期和恢复期）。其症状和体征：疼痛伴关节活动功能障碍、肌萎缩无力和肩关节活动障碍。

其康复评定包括：常用《永久残损评定指南》（Guides to the evaluation of Permanent Impairment，GEPI）和Constant-Murley法。

（6）腰椎间盘突出症的康复：腰椎间盘突出症主要是指腰椎的纤维环破裂和髓核组织突出，压迫和刺激相应水平的一侧或两侧坐骨神经所引起的一系列症状和体征。病理上将腰椎间盘突出症分为退变形、膨出型、突出型、脱出后纵韧带下型、脱出后纵韧带后型和游离型。

其康复评定包括：症状（多表现为下腰痛、坐骨神经痛、麻木，还可出现会阴部麻木、刺痛、排便及排尿困难等）。体征（跛行、直腿抬高试验阳性等）。影像学检查（X线片、CT扫描、MRI等）。

二、康复治疗室工作常规

康复治疗室由物理治疗室、作业治疗室、言语治疗室、中医康复治疗室等多个治疗室组成，每个治疗室的功能和特点不同，工作常规也各有不同。各康复治疗实训室如图7-1所示。

（一）物理治疗室工作常规

（1）由康复医师按照康复医学科评定方法进行评定，经过分析做出明确诊断后，确定康复治疗方案，制订出物理治疗处方，物理治疗师按照医嘱及治疗要求进行治疗。

（2）严格执行查对制度和技术操作规范。治疗前交代注意事项，治疗中细心观察，发现异常及时处理；治疗后认真记录。

（3）进行高频治疗时，应除去患者身上一切金属物，注意地面与患者的隔离。患者

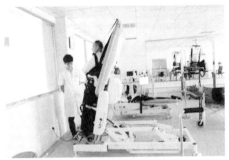
(a)物理治疗实训室

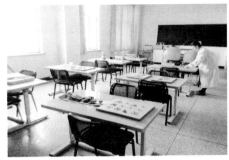
(b)作业治疗实训室

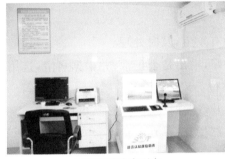
(c)言语治疗实训室

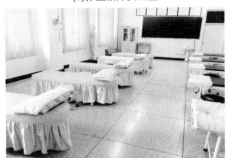
(b)中医康复治疗实训室

图 7-1　康复治疗实训室

和治疗师在进行治疗时,切勿与砖墙、水管或潮湿的地板接触。所有高频机器应避免与地面接触。电疗前,必须检查超高频率治疗器材导线接触是否完善,电极片有无裂纹、破损,否则不能使用。大型超短波禁用单极法。下班时,所有理疗器械一律切断电源。治疗中患者不得触摸机器。

(4)爱护理疗仪器,使用前检查,使用后擦拭,定期检查维修。要避免震动损坏电子管和紫外线灯管。理疗仪器每次治疗后应有数分钟的休息。

(5)体疗患者,由康复医学科医师及物理治疗师根据病情决定体疗种类,并为患者介绍治疗作用及注意事项。

(6)运动治疗由康复医学科医师及运动治疗师根据病情决定治疗种类,并为患者介绍治疗作用及注意事项。

(二) 作业治疗室工作常规

(1)作业治疗师每天治疗前做好治疗的准备工作,备好仪器及材料。

(2)作业治疗师按照康复医嘱和治疗要求进行治疗,严格执行查对制度(核对患者姓名、治疗种类、方法、部位、剂量)和技术操作规范。治疗前要告知注意事项;治疗中要认真观察,细心指导,做好各种保护工作,防止发生意外;治疗后做好记录。

(3)工作完毕,整理好仪器设备,并将各种设备按照要求摆放好,关闭电源,下班前注意关好门窗、水电等设施。

(三) 言语治疗室工作常规

(1)言语治疗师要按时上班,首先做好当天治疗的仪器和材料的准备工作,检查仪器是否能正常运行。

(2)言语治疗师根据康复医师的医嘱进行评定和治疗,并严格查对患者姓名和治

119

疗种类、方法、剂量等,按照技术操作规范进行操作。治疗和评定时要保持治疗室安静,以免影响评定和治疗。治疗前要告知患者注意事项,要求患者配合;治疗时细心、认真、负责;治疗后做好各种记录。

(3)每次工作完成后整理好仪器,对仪器设备进行整理,下班前认真检查门窗、水电是否关好,避免发生意外。

(四)中医康复治疗室(针灸室)工作常规

(1)严格无菌操作,针具必须严密消毒,防止交叉感染。

(2)凡留针治疗者,术者不得离开岗位,注意观察病员变化。取针时注意防止漏针、断针。

(3)采取措施,预防晕针、滞针和断针,如有发生,及时处理。

(4)使用电针时,应首先检查机器是否完好,输出是否正常;并根据病情,选用适当强度。治疗完毕后将开关关闭,"输出"扭至零位。

(5)经常检查针具是否完好,如有不锐利及弯曲时应及时处理、更换。

(6)针灸要严格遵守操作规范,注意解剖部位,防止发生意外。

(7)患者治疗结束后,做好各种记录。

(罗文伟)

学习检测

一、选择题

1. 以下哪项说法是错误的?(　　　)

A. 康复病历是以临床治疗为中心的病历

B. 康复病历是功能评定的病历

C. 康复病历是综合评估的病历

D. 康复病历是跨科性评估的病历

2. 在康复医学科病历的主诉中,除了要概括患者最主要的症状、发生时间外,还要有(　　　)的描述。

A. 情绪变化　　　　　　　　　　B. 功能变化

C. 心理变化　　　　　　　　　　D. 精神状态

3. 在康复治疗处方中,不应该包括(　　　)。

A. 诊断　　　　　　　　　　　　B. 治疗目的

C. 具体实施方法　　　　　　　　D. 处理计划

4. 康复病历中现病史应围绕(　　　),叙述疾病、损伤或残疾发生的原因、时间、经过。

A. 症状　　　　　　　　　　　　B. 功能变化

C. 主诉　　　　　　　　　　　　D. 疾病

5. 脑卒中的康复评定不包括(　　　)。

A. 昏迷和脑损伤严重程度的评定　　　B. 脑卒中运动功能评定

C. ADL 能力评定　　　　　　　　　　D. 言语障碍评定

二、案例分析题

请根据本项目任务一中案例导入的病案,将该康复住院病历补充完整,并编制一份康复治疗记录。

三、综合讨论题

康复医学科的病历与临床其他科室有什么不同? 如何在康复医学科的病历中体现功能的重要意义?

项目八　康复治疗师工作要求与指导

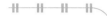

本项目PPT

任务一　康复医学专业人员从业要求

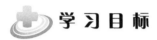 学习目标

知识要求

1.掌握康复医学专业人员从业资格名称。

2.熟悉康复医学专业人员从业行为规范。

能力要求

知道康复医学专业人员从业行为规范的具体内容。

一、康复医学专业人员从业行为规范

国家卫生健康委员会、国家食品药品监督管理总局、国家中医药管理局于2012年6月联合印发了《医疗机构从业人员行为规范》。该规范公布了医疗机构从业人员的基本行为规范,康复医学专业从业人员应当遵照执行。主要内容如下:

(1)以人为本,践行宗旨。坚持救死扶伤、防病治病的宗旨,以患者为中心,全心全意为人民健康服务。

(2)遵纪守法,依法执业。自觉遵守国家法律法规,遵守医疗卫生行业规章和纪律,严格执行所在医疗机构各项制度规定。

(3)尊重患者,关爱生命。遵守医学伦理道德,尊重患者的知情同意权和隐私权,为患者保守医疗秘密,维护患者合法权益;尊重患者被救治的权利,不因种族、宗教、地域、贫富、地位、残疾、疾病等歧视患者。

(4)优质服务,医患和谐。言语文明,举止端庄,认真践行医疗服务承诺,加强与患者的交流与沟通,自觉维护行业形象。

(5)廉洁自律,恪守医德。弘扬高尚医德,严格自律,不索取和非法收受患者财物,不利用执业之便谋取不正当利益;不收受医疗器械、药品、试剂等生产、销售企业或人员以各种名义、形式给予的回扣、提成,不参与其提供的各类娱乐活动;不违规参与医疗广告宣传和药品医疗器械促销,不倒卖号源。

Note

（6）严谨求实，精益求精。热爱学习，钻研业务，努力提高专业素养，抵制学术不端行为。

（7）爱岗敬业，团结协作。忠诚职业，尽职尽责，正确处理同行同事间关系，互相尊重，互相配合，和谐共事。

（8）乐于奉献，热心公益。积极参加上级安排的指令性医疗任务和社会公益性的扶贫、义诊、助残、支农、援外等活动，主动开展公众健康教育。

二、康复医学专业人员从业资格

目前，我国康复医学专业人员从业资格主要分为两大类，一类是康复医师资格，另一类是康复治疗士（师）资格。康复医师属于医师系列，康复治疗士（师）属于技师系列。符合有关条件的人员参加执业助理医师或执业医师资格考试，考试合格取得执业助理医师或执业医师资格；符合有关条件的人员参加康复治疗士或康复治疗师资格考试，考试合格取得康复治疗士或康复治疗师资格。

（马建强）

任务二　康复治疗专业培养目标和要求

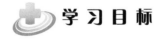

学习目标

知识要求

1.掌握康复治疗专业的职业定位。

2.熟悉康复治疗专业的培养目标和具体的专业技能要求。

能力要求

1.能够大致清楚本专业物理治疗、作业治疗、言语治疗、中医康复治疗等方面要求掌握的技术能力。

2.对于康复治疗专业学生而言，清楚该专业的培养目标和基本专业技能要求十分重要，在专业学习的针对性、科学性，素质培养及职业生涯规划等方面均具有很好的指导意义。

一、培养目标

（一）总则

本专业主要培养与社会主义现代化建设要求相适应的，德、智、体、美全面发展，服务于地方康复卫生事业建设与发展的实用技能型人才；要求掌握各种现代康复治疗技术和中医康复治疗技术，体现现代康复、全面康复、整体康复的工作理念，能在康复医师的领导下开展相关的康复治疗技术工作。

（二）职业性质

该专业的职业定位为康复治疗师（士）。请注意与相关专业临床医师、护士、中医师等区别。

（三）具体要求

（1）具有良好的政治思想素质。努力学习辩证唯物主义和国家方针政策，特别是国内外残疾人康复事业建设与发展策略，具有强烈的爱国主义、集体主义和为人民健康事业服务的思想道德素质。

（2）具有良好的职业素质。包括职业道德素质、职业情商培养、团队合作精神、自主创新能力、医患沟通能力、文字书写能力、现代化技术应用能力等。

（3）具有基本的理论知识和康复理念。主要包括专业所需的公共人文基本知识，如职业道德、伦理、法律法规、普通话、英语、计算机、文体等；基本的职业基础课知识，如人体结构和功能、临床常见疾病，特别是康复相关疾病的诊疗知识等；树立现代康复、全面康复和整体康复的理念。

（4）具有扎实的职业技能。主要包括物理治疗技术、作业治疗技术、言语治疗技术、中医康复治疗技术，并应拓展到康复心理、假肢与矫形器、社区康复、康复护理、儿童康复、特殊教育、无障碍环境设计与改造等领域。

（5）具有相关的医学法规和伦理道德知识。主要包括康复卫生机构的诊疗规范、医疗事故处理条例、残疾人流行病学调查、残疾人事业发展纲要、康复医学伦理等。

（6）具有"一专多能"的素质。专业技术方面，在全面熟悉各种康复治疗技术的基础上，深入研究并掌握一门或以上、自己感兴趣的技术；职业资格获准方面，在取得专业毕业证书的基础上，力争获取多证，如执业资格证、计算机等级证、英语等级证等，以利于后期各方向的拓展。

二、专业技能要求

按照《综合医院康复医学科管理规范》、《中国康复医学诊疗规范》和《教育部关于全面提高高等职业教育教学质量的若干意见》等的精神，对于康复治疗师的专业技能要求主要体现在以下方面：

（一）物理治疗方面的技术能力

根据国际惯例，康复医学的很大一部分属于物理医学，主要包括传统意义上所指的运动疗法技术和物理因子疗法技术两方面。作为一名物理治疗师，其专业技术能力基本上应达到以下要求：

（1）熟悉基础医学知识并应用，重点是运动系统、神经系统、呼吸系统、循环系统的相关结构、功能、病理诊断知识，并能应用于康复实践中。

（2）认识临床常见疾病的诊疗规范，特别是涉及各系统功能障碍、老年病、慢性病、残损缺失等方面疾病的临床治疗知识，为后续康复训练做科学对接。

（3）能对肢体运动进行功能评定，并根据评定结果制订并科学调整功能训练计划。

（4）能指导患者进行增大关节活动范围、增强肌力和耐力的练习。

（5）能指导患者进行步行训练，提高步行和平衡能力并改善步态。

（6）能为患者进行各种牵引治疗和手法治疗（关节松动术、按摩、神经肌肉促进技术、Mckenzie 诊疗技术等）。

（7）能指导患者进行有氧运动，如健身步行、健身跑、功率自行车或步行机练习，改善心肺功能，调整精神状态，增强体质。

（8）能指导患者进行各种医疗体操、矫正体操训练，防止神经肌肉和骨关节的功能障碍及身体姿势异常。

（9）能熟练规范操作各种骨骼、肌肉、关节运动训练及平衡训练器械，具备一定的自主创新能力。

（10）能熟练应用各种物理因子疗法技术，如电疗、光疗、热疗、冷疗、磁疗等，治疗疼痛、局部肿胀及其他疾病。

（11）能规范完成治疗记录及相关医疗文件书写工作。

（12）能为患者进行有关保持和增强身体运动功能的保健康复宣传教育。

另外，在物理治疗技术业务开展的过程中，要积极引导患者从被动训练向主动训练的转变，并取得患者和家属的理解、支持与配合。

（二）作业治疗方面的技术能力

作业治疗技术作为现代康复治疗技术的一个重要领域，对神经系统、运动系统，特别是精细活动的训练和康复具有重要意义，主要是通过精细活动训练，特别是上肢训练，达到改善患者日常生活活动能力的目的，利于提高患者生活质量。

（1）能进行有关日常作业能力的评估并制订针对性的作业治疗计划，主要包括日常生活活动能力、认知能力、职业能力和社会生活能力等。

（2）能指导患者进行日常生活活动训练，改善日常生活自理能力。

（3）能指导患者进行感觉统合训练。

（4）能指导患者进行手功能训练，改善手的精细、协调能力。

（5）能指导患者正确使用生活辅助器具、矫形支具、助行器等辅助性用品用具，训练补偿患者活动功能。

（6）能指导患者进行认知康复训练。

（7）能指导患者利用"工作简化法"和"体能节省法"，善用身体剩余功能，防止劳损和过劳。

（8）能指导患者进行手工制作治疗，改善手功能及调整心理状态。

（9）能指导患者运用其他多种辅助性治疗，如音乐、文体、编织、书法、绘画等，并配合心理康复。

（10）能指导患者进行职业性工作练习，如机件组装、电脑操作、办公室文秘等工作。

（11）能运用压力治疗技术制作相关用品并科学训练。

（12）能指导患者进行残疾人无障碍设施的改造，包括家庭和周边环境。

（13）能对患者进行改善日常生活活动能力、提高生活质量的保健康复宣传教育。

（14）能指导患者利用身边和生活中的器械进行作业治疗训练。

（三）中医康复治疗方面的技术能力

中医康复手段具有明显的中国康复特色，在中国目前康复机构建设和发展上占有较大的比重，在专科特色化发展的康复单位更是发挥着重要作用。

（1）了解中医治疗疾病的基本知识和辨证施治的基本机制。

（2）能辨认十四经脉的循行及主要腧穴的分布、定位，熟悉功能主治并应用。

（3）熟练掌握常用的推拿手法，能对常见病开展推拿手法治疗。

（4）能熟练操作小儿常用推拿手法。

（5）熟悉常用针灸技法，包括毫针、耳针、头针、皮肤针、皮内针、电针、穴位注射等，并注意在职业资格许可范围内应用。

（6）能够熟练操作常用灸法、拔罐等技术，能辨别其适应证、禁忌证及注意事项。

（7）了解刮痧技法临床应用。

（8）能够将中医康复治疗技术与现代物理治疗技术等有机结合。

（四）言语治疗方面的技术能力

言语治疗技术主要是对各种言语障碍患者进行评定并治疗的技术，是康复治疗技术的重要组成部分。

（1）能够对失语症进行评定、分类和分型。

（2）应用 Schull 刺激疗法、交流刺激法、功能重组法、程序操作法、小组治疗和其他常见实用方法对失语症患者开展治疗和训练。

（3）能对各种原因导致的构音障碍进行评定和训练。

（4）能对各种原因导致的语言发育迟缓者进行评定和训练。

（5）能对耳聋患者进行听力检测、助听器验配和听力语言训练。

（6）能对口吃患者进行评定和训练。

（7）了解并能对其他类型的言语障碍进行评定和训练。

（五）心理治疗方面的技术能力

（1）熟悉康复心理学的基本知识，能够应用康复心理技术针对性地对患者开展治疗，并贯穿于康复治疗的全过程，包括延伸指导。

（2）能够对慢性疼痛患者进行心理评估及治疗。

（3）能够对脑血管意外、脊髓损伤、周围神经损伤患者进行心理评估及治疗。

（4）能够对截肢患者进行心理评估及治疗。

（5）能够对骨折、创伤及烧伤患者进行心理评估及治疗。

（6）熟悉残疾儿童、老年病患者的心理评估及治疗。

（7）熟悉排泄障碍、性功能障碍患者的心理评估及治疗。

（8）了解睡眠障碍、肥胖症患者的心理评估及治疗。

（六）其他康复治疗方面的技术能力

（1）熟悉常见假肢与矫形器的装配原理，并能配合专业人员指导患者使用、训练和维修。

（2）了解假肢与矫形器的制作流程和工艺，并能结合康复工作需要制作简易假肢和矫形用具。

（3）了解一定的社会工作知识，具备一定的社会工作者的职业素质，正确指导残疾人就业。

（4）具有一定的社区康复工作的能力，善于开展社区康复训练、提高生活质量的康复宣传教育。

（5）具有康复护理技术和能力，如协助排痰、导尿、移乘等。

（6）具有一定的残疾人流行病学调查和残疾人普查工作能力。

（7）具有领会并把握国家残疾人政策的能力。

（8）能够把康复治疗技术与特殊教育有机结合。

（9）其他。

根据康复治疗技术涉及的业务和工作范围，要求掌握和具备的技术能力比较广泛。从业人员可以在长期的职业经历中逐步积累，从临床基础、临床治疗到康复治疗，甚至许多延伸技术领域，不断学习和锻炼。当职业工作相对稳定后，应该针对具体的工作岗位及相关要求，有侧重地进行学习和提高。

（马建强）

任务三　康复治疗师职业生涯规划

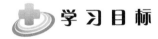
学习目标

知识要求

1. 掌握康复治疗师职业资格提升及学历提升的途径。

2. 熟悉康复治疗师的执业范围及个人职业生涯规划的基本方法。

3. 了解影响个人职业生涯的因素。

能力要求

能够制订一份个人职业生涯规划书。

案例导入

　　患者，王某，男，21 岁，某医学高等专科学校康复治疗专业优秀毕业生，擅长物理治疗，应聘入职某市级医院康复医学科。入职后，小王发现，该科规模较小，所用康复治疗设备较实习单位（省级医院）简陋，康复治疗也基本没有分工。为此，小王对前途甚为担忧。

　　问题：如果你是小王，该如何规划个人职业生涯？

康复治疗师作为当今国家教育体制下培养的技术应用型人才,在卫生康复行业已经成为服务地方经济建设、位于生产一线的职业工种之一,其职业生涯规划离不开普遍规律,但又具有其特殊性和针对性。

一、个人职业生涯目标的设定

在设定康复治疗师的职业生涯目标之前,应清楚该职业的工作范围和拓展方向、业务能力提升途径,综合分析自己的知识结构、能力结构,明确康复治疗技术的规范要求,了解国家和行业相关的政策法规等。如此,才能比较合理地设定自己的康复职业生涯目标。

(一) 职业性质

按照教育部、国家卫生健康委员会的相关文件精神,康复治疗师属于医技类,在康复医师的领导下,通过康复团队共同协作开展工作;既不属于医师,也不属于护士或其他。从康复专业的分工来讲,有物理治疗师、作业治疗师、言语治疗师等。

(二) 执业范围

康复治疗师的执业范围十分广泛,已经形成了涵盖康复治疗、医疗保健、慈善养老、器械营销等多领域的岗位群。主要执业范围如下。

(1) 各级各类二级以上综合医院的康复医学科或推拿理疗科。

(2) 各级各类民政福利性医疗机构的康复医学科,如荣军医院、优抚医院、红十字医院等。

(3) 各级各类残疾人联合会及下属康复机构。

(4) 各级各类民政下属养老机构、儿童康复特教机构、社区康复机构等。

(5) 各种形式的慈善康复机构。

(6) 各级各类假肢与矫形器制作及营销行业。

(7) 各级各类康复器械制造及营销企业。

(8) 医疗保健行业。

(9) 体育运动康复机构。

(10) 自主创业。

(11) 其他。

(三) 能力提升途径

1. 职业资格提升

按照国家现行体制,首先应获取"康复治疗士(师)"执业资格,而后根据工作年限和业绩逐级报考相应的中、高级职称。另外,可以参加各康复治疗专业组织的培训和进修,获取行业认可的相关资格证书。

2. 学历提升

高职高专毕业的康复治疗专业学生,可经多种途径提升自己的学历层次。主要包括:参加各省教育行政部门每年一次的"专升本"对口升学考试;参加全国统一组织的成人高考;参加有关高校举办的自学本科学习;也可参加少数高校与境外康复机构联办的学位班等,进而也有机会进一步提升到硕士和博士学历。需要注意的是,在提升学历层次的过程中,专业对口当然是较好的选择,但是与专业相关的拓展专业或者与执业过程中起相辅相成作用的专业更值得考虑。

3.基本能力培养

除达到康复治疗专业技术能力的要求外,基本能力的培养和完善对职业工作也起到了关键作用,在某种特定条件下甚至起到了决定性作用。基本能力主要包括:适应社会和工作环境的能力、良好的人际交往能力、具有一定的组织管理协调能力、良好的语言表达和文字处理能力、团队协作与开拓创新能力、市场竞争能力、抉择能力等。

二、影响个人职业生涯的因素

影响高职康复治疗技术人才就业的因素众多,但因人、社会环境而异;同样的因素不一定能影响所有人,具体的某一个人也不一定受每种因素的影响。总体来说,影响个人职业生涯的因素应该包括客观因素和主观因素两个方面。

（一）客观因素

1.自然因素

包括自身身体条件、性别差异、经济条件、自然灾害等。

2.社会环境因素

包括国家方针政策、康复行业现状及发展趋势、大学生就业竞争形势、用人单位人力资源建设和管理策略、地区和家庭经济发展状况、社会康复意识等。

（二）主观因素

1.个人价值定位

主要反映在对服务社会需求的认识、自身价值评估、个人就业期望值、个人价值观取向等方面。

2.职业心理因素

包括个人心理承受度、康复职业情操、康复工作环境适应性、智力和非智力因素等方面。

3.用人单位因素

包括用工性质、合同签订合法性、个性化的矛盾处理等方面,求职者谨防上当受骗,严禁从事违法工作。

三、个人职业生涯规划的基本方法

（一）确定康复职业目标

在综合分析各种因素的基础上,确定康复职业目标是必要的。个人的价值取向不同,所关注的侧重点也有所不同,主要从以下几个方面考虑。

1.喜欢的专业技能

康复治疗师又可以分化为多种细工种,自己可以根据个人特长选取其中一种或两种作为自己的职业目标。请尝试用以下设问梳理自己的思辨方向:可供我选择的执业范围有哪些? 我喜欢的执业范围是什么? 我能够从事的执业范围是什么? 我的能力可以从事的执业范围是什么?

2.毕业后的出路

对自己毕业后的出路有一个基本的短期和中长期打算。如：是找单位就业还是提升学历或其他？是自主创业还是先就业以后再择业？是在康复领域对口单位就业还是拓展就业或者非对口就业？需要说明的是，在现行用人体制下，由于康复职业长远发展与自己所学专业紧密联系，所以在改行就业或自主创业时要慎重考虑。

3.就业领域

就业城市和地区的选择现在越来越成为康复专业大学生就业的重要影响因素。建议按照从小到大的原则理清自己的思维，如：喜欢到哪个城市或地区就业？能不能去？可不可以去？该地区有哪些可供就业的康复机构？其实，单纯选择大城市和规模大的单位就业已经成为高职学生职业生涯发展的误区，盲目追求"大而全"或"好高骛远"是不切实际的表现。鼓励康复专业毕业生到社会最需要康复的社区和基层去，专业技能只有扎根于广大的康复对象才能发挥应有的作用，个人的职业生涯才有价值。

（二）正确评估自己

要真正做到正确评价自己，其实是有一定难度的。但能否正确评估自己与成功就业并发展关系紧密，或高或低的评价都会给自己的职业生涯带来不利影响，甚至导致失业。我们认为需要从以下几个方面来评估自己。

1.知识结构

包括医学基础知识、专业基础知识和其他知识。基本要求是应该具有扎实的医学基础知识、广博精深的康复专业知识（含中医康复、现代康复及拓展的康复知识）、一定的非专业知识（比如特长，能与康复工作紧密结合的特长尤佳）。

2.能力

包括康复治疗技术能力、求职就业能力、创业能力和其他能力。在康复治疗技术能力上，力争做到"一专多能"，并与职业目标和单位需求对接；求职就业能力见前文基本能力要求；创业能力包括创新开拓素质、评估与决策能力、心理素质、把握机遇能力、准确的思辨能力等。

3.素质

除各行业普遍要求的基本素质外，康复治疗师特别强调团队合作精神、业务钻研、康复心理、善于实践等方面的素质。

4.就业条件

这里所说的就业条件，是指正确分析除自身因素以外的有利于就业的条件。比如行业背景（专家、教授引见等）、家庭社会环境背景、个人求职准备等。

5.坚定的信念

也可以理解为要有必胜的信心。全国康复行业的用人需求十分旺盛，国家对康复事业的建设和发展十分重视，但是盲目的自信将会受到大学生严峻就业形势的冲击，不自信又不符合广大人民群众对康复治疗的迫切需求。当然，信心建立在自身拥有的知识和能力基础之上。

（三）选择职业，抓住就业机会

根据康复治疗师职业范围，综合分析自身和外部各项因素，正确地选择适合自己的职业,然后主动出击,探询就业机会并把握。在选择康复具体职业工种和就业机会把握上,可以遵循以下基本原则。

1. 拓宽择业面

在选择自己的小类职业工种时,应该尽量多方面发展自己。如运动疗法、物理疗法、作业疗法、针灸推拿、言语训练、感统训练、听统训练、康复工程等,很多在实际工作中是相互交叉和融合的,如果仅仅做到其中的"一专",势必会缩小自身的就业面,丧失就业机会,也不符合康复行业对"复合型"人才的要求。

2. 积极主动

成功属于有准备的人,当然也属于积极主动的人。天上不会掉馅饼,康复行业的就业机会同样如此。要努力克服"等、靠、要"的思想。

3. 善找切入点

明确了自己的就业方向后,要结合自身评估实际寻找与用人单位之间的吻合度,也就是抓住就业机会的切入点,包括短期和长远发展的切入点,往往切入点可能不止一点或一个方面。

4. 先就业后择业

这是当今就业压力大、竞争激烈的最典型的特点和策略。在没有立即获取合适的就业机会的情况下,应该遵循用人单位的人力资源配置要求,实现先就业的目标,当基本知识和能力在工作实践中得到提高和锻炼后,可考虑在单位政策许可范围内适当调整。如个人职业目标是从事运动疗法,而用人单位需要从事理疗的员工,在自己可接受的限度内建议先接受这份工作。

5. 务实敬业

体现在寻找就业机会、执业过程、提升发展等全过程。康复技术发展水平因地区、经济发展等可能不平衡,高职毕业生因个体差异性、学历层次等有不同,所以在就业选择时实事求是、务实敬业是十分重要的。

（四）制订行动计划

制订运动计划并切实落实十分关键。无论计划多么完美,如果仅仅停留于纸上和梦幻中,那结果只能等于零,甚至滋生"语言的巨人,行动的矮子"的陋习,不利于自身的成长。康复职业行动计划大致可分为四个阶段。

1. 职业前阶段

主要是指在校学习期间。在此阶段,学生应该充分了解康复治疗专业教学计划、专业知识和技能培训要求、国家残疾人康复工作相关政策和行业标准、公共文化素质和技能要求等,而后根据自我知识和能力评估,充分利用校内外资源,自觉主动完善、锻炼、培养、提高自己。

2. 准职业化阶段

准职业化阶段包括校内实践、康复见习、专业社会实践和毕业实习。通过该阶段的训练,学生基本上可以做到零距离接触康复临床,是职业工作的一种全方位模拟。学生可以有针对性地制订并落实自己的实训计划。

3. 求职阶段

毕业实习末期到正式就业之间的过程。在此阶段,学生需要做好求职准备、签订就业协议、办理劳动手续、办理毕业手续、报到、就业等。学生需要在搜集就业信息、专业技术或非专业方面准备、就业条件利用、应聘、双向选择洽谈、考核、稳定就业单位、协助手续办理等方面制订行动计划。

4. 执业阶段

上岗就业后开展康复治疗技术业务活动阶段，包括试用和正式就业两个部分。在试用阶段，应按照用人单位的业务需求，充分展示自己的专业技术、素质和能力，以适应新的工作环境，达到要求；在正式就业阶段，应主动学习、提高、完善自己各方面素质和能力，制订职业中、长期行动计划，并实施。

（五）分析、总结和调整

在职业准备、求职、就业、正式执业等每一个环节，均需要认真、客观地分析各种因素，总结经验，吸取教训，及时调整策略和行动计划。下面仅举几个需要注意的方面供大家参考：

1. 职业目标尽量多样化

在职业发展目标的设定上应有一定的灵活度，在康复专业工作的方向选择上要多样化，便于在就业受挫或者与单位用人方案不一致时有灵活转向的空间。如成人康复求职困难时，可以转向儿童脑瘫康复；在 PT 用人紧张时可按照单位要求转向 OT 方向发展。

2. 注意细节

细节的含义十分广泛，康复工作在仪表、礼仪、言语沟通、业务态度等方面有较高要求，一个细节的疏忽或者养成不良的习惯，都有可能导致就业失败。如着装不规范、言语不礼貌、业务操作不严谨、工作态度不端正等，都应加以矫正。

3. 善于决策

在不断调整自己的行动计划时，要善于决策。康复行业中部门均有相应的科室发展建设计划，不欢迎频频跳槽和不守诚信者。

4. 分清主次

在调整自己的职业计划时，要分清主要矛盾和次要矛盾，切不可因次要矛盾影响到主要矛盾的解决。如某康复机构通知面试，有人可能考虑差旅经济负担而找借口拒绝，或者希望通融找熟人代理等，这些都会直接导致就业机会的丧失。

（马建强）

学习检测

选择题

1. 下列不符合康复医学专业人员从业行为规范的是（　　）。

A. 以患者为中心　　　　　　　　　　　B. 为患者保守医疗秘密和健康隐私

C. 积极带头控烟　　　　　　　　　　　D. 倒卖号源

2. 康复治疗专业的职业定位是（　　）。

A. 临床医师　　　　　　　　　　B. 康复治疗师（士）

C. 护士　　　　　　　　　　　　D. 中医师

3. 康复治疗师应该具有扎实的职业技能，下列哪项除外？（　　　）

A. 穿刺技术　　　　　　　　　　B. 物理治疗技术

C. 作业治疗技术　　　　　　　　D. 言语治疗技术

4. "指导患者进行增大关节活动范围、增强肌力和耐力的练习"属于（　　　）。

A. 作业治疗技术　　　　　　　　B. 言语治疗技术

C. 物理治疗技术　　　　　　　　D. 中医康复治疗技术

5. 下列属于影响个人职业生涯的客观因素的是（　　　）。

A. 用人单位人力资源建设和管理策略　　B. 个人价值观取向

C. 康复工作环境适应性　　　　　D. 康复职业情操

6. 在康复就业机会的把握上，下列做法正确的是（　　　）。

A. 被动等待　　　　　　　　　　B. 先择业后就业

C. 夸大自己　　　　　　　　　　D. 务实敬业

习题答案

Note

附录 A　康复住院病历

姓名：××　　　　　　　　　　性别：男

出生日期：　年　月　日（69岁）　　籍贯：××

民族：汉族　　　　　　　　　　婚姻状况：已婚

职业：公务员（退休）　　　　　文化程度：本科

入院日期：2016-9-5　　　　　　病历采集日期：2016-9-5

病史陈述：家属（患者妻子）　　病史可靠程度：可靠

住址：××　　　　　　　　　　工作单位：××

主　　诉：左侧肢体无力，活动不灵便4月余

现病史：患者在2016年3月20日晚19时，饭后突感头晕、头痛，左侧肢体无力，随即意识昏迷，无呕吐，无大小便失禁。急送××医院，查血压220/140 mmHg，急查头部CT示"右基底节区出血"，患者于第二日清醒，在××医院住院1个月，主要是脱水、对症及支持疗法，具体用药不详，病情逐渐稳定，但左侧肢体功能无明显恢复，出院后在家主要是口服药物治疗，未经康复治疗。目前患者日常生活能力可大部分自理，但左肩关节半脱位，左足下垂、内翻明显，为进一步康复治疗今日来我院要求入院。患者发病以来精神、食欲尚可，大小便正常。

既往史：高血压病史30余年，冠心病20余年，糖尿病10余年，未曾规律服药，否认心脏病、肝炎、结核等病史，无药物过敏史。

个人及社会生活史：出生于××，无长期外地生活史，无疫区生活史，平日嗜烟酒。妻子健康，家庭成员关系和睦，经济状况一般，无特殊业余爱好。

家族史：父亲死于脑血管病，母亲去世原因不详，有1个儿子、2个女儿，其中儿子有高血压病史，其他子女身体均健康。

职业史：本科毕业后一直从事公务员工作，无有害物质接触史，9年前已退休在家。

心理史：病前脾气随和，性格开朗；病后脾气暴躁，易冲动。

体格检查表

T：36.3 ℃　　　P：87次/分　　　R：20次/分　　　BP：160/120 mmHg

一般状况：体型（√正力型、无力型、超力型），发育（√正常、畸形），营养（√良好、中等、不良），意识（√清晰、模糊），语言（√流利、不清、失语），利手（左利、√右利、混合利），体位（√自动、被动、借助），查体（√合作、不合作）

皮肤黏膜：√正常，颜色，水肿，弹性，坏死，压疮，瘢痕

淋巴结：√正常，肿大，压痛

头及器官：√正常

头颅：√正常

眼：√正常　眼睑　眼球　巩膜　瞳孔

耳：√正常　外形　听力

鼻：正常　√异常：<u>左鼻唇沟浅</u>

口腔：√正常　齿列　缺齿　唇、腭裂畸形　舌　口角

续表

颈:√正常　斜颈　前屈　后伸

胸部:√正常　对称　畸形

肺部:√正常

心脏:√正常

腹部:√正常

肛门、直肠:√正常　未查

尿道外口:√正常　溃疡　留置导尿管

外生殖器:√正常

脊柱:√正常　后突　侧弯

骨盆:√正常　倾斜

四肢:正常　骨骼　关节　运动　（见专科情况）

神经系统:正常　　　　　（见专科情况）

神经系统检查量表（Ⅰ）

姓名:×××　　　　　　　　　　　　　　　档案号:×××

一、语言、认知、精神、情绪

1.语言功能　失语、构音障碍、口吃、失音、其他（正常）

2.认知功能　记忆力:近事（正常），远事（正常）。定向力:时间（正常），地点（正常），人物（正常）。注意力（正常），理解力（正常），解决问题能力（正常）

3.精神状态　迟滞、淡漠、抑制、√焦虑、兴奋、正常

4.情绪行为　稳定、√不稳定、喜怒无常

二、脑神经　　　　　　　右　　　　　　左

Ⅰ嗅神经　　　　　（√正常、低下、消失、幻嗅）

Ⅱ视神经　　　　　（√正常、异常）

视力

视野

眼底（视神经乳头:正常、苍白、红色、水肿;动静脉比例正常、动脉细、光反射增强、视网膜出血）

Ⅲ动眼神经

Ⅳ滑车神经

Ⅵ展神经

眼球位置　　　　　（√正常、斜视、共同凝视）

眼球运动　　　　　　（√正常,或如下图）

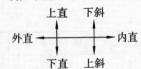

辐辏　　　　　（√正常、不能）

眼睑下垂√（－）,（＋）

复视√（－）,（＋）

眼球震颤√（－）,（＋）水平、垂直、旋转

瞳孔

大小（√正常,缩小,散大,右＝　左＝　）

形状（√圆,整齐,不整）

对光反射（√正常、迟钝、消失）

续表

Ⅴ三叉神经

颜面感觉（√正常,减退,过敏,消失）

角膜反射（√正常,减退,消失）

咀嚼运动（√正常,减退,消失）

下颚位置（向左,√居中,向右）

Ⅶ颜面神经

额纹（√两面对称,一侧变浅）

鼻唇沟（两面对称,√右侧变浅）

面肌痉挛 √（−）,（＋）

味觉（舌前 2/3）（√正常、减弱）

脑神经　　　左　右

Ⅷ听神经

视力（√正常,减弱）

Rinne's 试验 √（−）,（＋）

Weber's 试验（√正中,偏左,偏右）

Ⅸ舌咽神经、Ⅹ迷走神经

味觉（舌后 1/3）（√正常,减弱）

软腭活动（√左右对称,一侧差,消失）

发声（√正常,嘶哑,构音不清,无声）

咽下（√正常,呛咳,不能）

咽反射（√正常,迟钝,消失）

Ⅺ副神经

耸肩（√正常,减弱）

转颈（√正常,减弱）

Ⅻ舌下神经

舌伸出部位（√居中,左,右）

舌肌萎缩 √（−）,（＋）

舌肌纤颤 √（−）,（＋）

偏瘫功能检查表

姓名：×××

档案号：×××

	上肢	下肢	手指	手的实用性	步行能力
上田敏分级	8	8	8	辅助手 B	3 级
布氏分级					

步行能力分级：

1 级：独立正常完成步行。

2 级：指导下完成步行。

3 级：辅助下完成步行。

4 级：不能步行。

神经系统检查量表(Ⅱ)

姓名:×××　　　　　　　　　　　　　　　　　　　　　　　　档案号:×××

项目		右	左	项目		右	左
浅反射	上腹壁	+	+	感觉	痛觉	正常	差
	中腹壁	+	+		温度觉	正常	正常
	下腹壁	+	+		触觉	正常	正常
	提睾反射	+	+		位置觉	正常	差
	跖反射	+	+		振动觉	正常	差
	肛门反射	/	/		实体觉	正常	差
深反射	肱二头肌	+ +	+ + +	共济运动	指鼻试验	正常	/
	肱三头肌	+ +	+ + +		Romberg 征	正常	
	髌腱	+ +	+ + +	皮肤	温度	正常	正常
	跟腱	+ +	+ + +		湿度	正常	正常
					颜色	正常	正常
病理反射	Hoffman	+	+	自主神经	排尿异常	/	
	Babinski	−	+		排尿方式	/	
	Chaddock	+	+		排尿次数	日尿	/
	Oppenheim	−	−			夜尿	/
	Gordon	−	−		排便情况	正常	
	吸吮反射	+	+				
	掌颌反射	+	+				
	髌阵挛	−	−				
	踝阵挛	−	−				

肌张力检查表

姓名:×××　　　　　　　　　　　　　　　　　　　　　　　　档案号:×××

部位		颈	躯干	上肢	下肢	手	其他
左	屈	1	1	1	1	1	1
	伸	1	1	1	1	1	1
右	屈	1	1	1	1	1	1
	伸	1	1	1	1	1	1

肌张力分级标准:

0 级:肌张力低。

1 级:肌张力正常。

2 级:肌张力稍增高。

3 级:肌张力高,限制了肢体的活动。

4 级:肌张力高,僵硬,使肢体被动运动困难或不能。

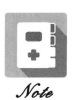

Note

肌围度检查表

单位:cm

上臂		前臂		大腿		小腿	
鹰嘴突上		鹰嘴突下		髌上		髌下	
左	右	左	右	左	右	左	右
/	/	/	/	/	/	/	/

（斜线上记屈曲值,斜线下记伸展值）

肌肉情况简评 —— 瘫痪(痉挛性、弛缓性) 萎缩:(无)
1.偏瘫
2.截瘫
3.脑瘫　　不随意运动:(无)

脑血管病日常生活能力评定表

姓名:×××　　　　　　　　　　　　　　　　　　　　档案号:×××

性别	男	年龄	××岁	科别	康复医学科
诊断		脑出血恢复期			

动作		得分		
		9月13日	10月24日	11月30日
一、个人卫生动作				
1	洗脸、洗手	2	2	2
2	刷牙	2	2	2
3	梳头	2	2	2
4	刮胡子	1.5	1.5	2
二、进食动作				
1	用吸管吸	2	2	2
2	用勺、叉进食	2	2	2
3	端碗	2	2	2
4	用茶杯饮水	2	2	2
5	用筷子进食	2	2	2
三、更衣动作				
1	穿脱上衣	1.5	1.5	1.5
2	穿脱裤子	1.5	1.5	1.5
3	穿脱袜子	1.5	1.5	1.5
4	穿脱鞋子	1.5	1.5	1.5
5	穿脱支具	1.5	1.5	1.5
四、排泄动作				
1	自我控制小便	2	2	2
2	自我控制大便	2	2	2
3	便器使用	1.5	1.5	1.5
4	便后自我处理	1.5	1.5	1.5
5	卫生纸的使用	1.5	1.5	1.5
6	便后冲水	2	2	2
7	坐药的使用	1.5	1.5	1.5

续表

性别		男	年龄	××岁	科别	康复医学科
诊断				脑出血恢复期		
动作			得分			
			9 月 13 日	10 月 24 日	11 月 30 日	
五、入浴动作						
1		入浴	1.0	1.5	1.5	
2		洗澡	1.0	1.5	1.5	
3		出浴	1.0	1.5	1.5	
六、器具的使用						
1		剪刀的使用	1.5	1.5	1.5	
2		钱包的使用	1.5	1.5	1.5	
3		电源插销、电器开关的使用	2	2	2	
4		指甲刀的使用	1.5	1.5	1.5	
5		锁、钥匙的使用	1.5	1.5	1.5	
6		开瓶盖	1.0	1.0	1.0	
7		开、关水龙头	2	2	2	
七、床上运动						
1		翻身	2	2	2	
2		卧位移动	1.5	2	2	
3		卧位←→坐位	1.0	2	2	
4		坐位←→立位	1.0	1.5	1.5	
5		独立坐位	2	2	2	
八、移动动作						
1		床←→轮椅	1.5	1.5	1.5	
2		床←→椅子	1.5	1.5	1.5	
3		轮椅←→便器	1.5	1.5	1.5	
4		前进、后退轮椅	2	2	2	
5		操纵手闸	2	2	2	
6		乘轮椅开门、关门	2	2	2	
九、步行动作(包括辅助具)						
1		前进 5 m,拐弯	1.0	1.5	1.5	
2		登阶梯	1.0	1.0	1.5	
3		步行 50 m	0	1.0	1.0	
十、认识交流动作						
1		记忆力	1.5	1.5	1.5	
2		书写(姓名、地址)	2	2	2	
3		打电话	2	2	2	
4		与人交流	2	2	2	
5		信封、信纸的使用	1.5	1.5	2	

续表

合　计	80.0	83.5	84.5

评分标准：

1. 能独立完成,每项 2 分。

2. 能独立完成但时间长,每项 1.5 分。

3. 能完成但需辅助,每项 1 分。

4. 两项中能完成一项,每项 1 分。

5. 不能完成,0 分。

6. 满分 100 分。

简易认知功能检查表(MMSE)

姓名:×××　　　　　　　　　　　　　　　　　　　　　　档案号:×××

问题:	分数
1. 现在是哪一年?	1
2. 现在是什么季节?	1
3. 现在是几月份?	1
4. 今天是几号?	1
5. 今天是星期几?	1
6. 我们现在是在哪个国家?	1
7. 我们现在是在哪个城市?	1
8. 我们现在是在哪个地区?	1
9. 这是哪个医院?	1
10. 这里是第几层楼?	1

11. 告诉您三种东西,在我说完之后,请您重复一遍这三种东西都是什么。"树"、"钟"、"汽车",请您记住它们,过一会我还要您回忆出它们的名称来。

12. 您算一算:

100−7＝?　　1 分　　　　97−7＝?　　1 分　　　　93−7＝?　　1 分

72−7＝?　　1 分　　　　86−7＝?　　1 分

13. 现在请您说出刚才我让您记住的那三种东西是什么。

"树"　1 分　　　　"钟"　1 分　　　　"汽车"　1 分

14. (出示手表)这东西叫什么?	1
15. (出示铅笔)这东西叫什么?	1
16. 请您跟着我说"如果、并且、但是"。	1
17. 我给您一张纸,请按我说的去做,现在开始,"用右手拿着这张纸,用两只手将它们对折起来,放在您的左腿上。"	3
18. 请您念一念这句话,并且按照上面的意思去做。(见背面:闭上您的眼睛。)	1
19. 请您给我写一个完整的句子。	1
20. (出示图片)请您按照这个样子把它画下来(闭眼画两个五边形)	1

注:除第 17 项 3 分外,其余每题 1 分,总分 30 分。

总得分

140

偏瘫功能评定表

姓名×××　　　　　　　　　　　　　　　　　　　　　病案号×××

项　目		左　侧			右　侧		
		9月13日	10月24日	11月30日			
上肢	上田敏分级	8	8	8			
	布氏分级						
下肢	上田敏分级	8	8	8			
	布氏分级						
手指	上田敏分级	8	8	8			
	布氏分级						
手的实用性		辅助手 B	辅助手 B	辅助手 B			
步行能力		3	2	2			

康复医师：

门诊常规化验及影像学检查

头部 CT　　　　　　　2016-9-8　　　　　　　右基底节区出血

入院康复诊断:脑出血(右基底节区)恢复期

左侧肢体偏瘫瘫痪

左肩关节半脱位,左足下垂、内翻明显

日常生活:移乘、更衣、器具使用不能、独立生活能力下降

医师：　×××

病 程 记 录

时间:2016 年 9 月 6 日,早上 11:30

××,男,69 岁,公务员。住址:××市××街××号。患者 2016 年 3 月 20 日突感头晕、头痛伴左侧肢体无力,经头部 CT 检查为右基底节区出血。经治疗病情稳定,现遗留左侧偏瘫,为进一步康复,今日入院。

一、病历特点

(1) 老年男性,静态发病。

(2) 起病时以头晕、头痛伴左侧肢体无力为主要症状。无呕吐,无大小便失禁,当时意识昏迷,血压为 220/140 mmHg,急查头部 CT 示右基底节区出血。

(3) 住院治疗一个月,主要以脱水、对症及支持疗法为主,具体用药不详,病情逐渐稳定。但肢体功能改善不明显,出院后主要以口服神经细胞营养药物、降血压药物为主,未行康复治疗。目前可在搀扶下行走,日常生活部分自理,左肩关节半脱位,左足下垂、内翻明显。

(4) 既往:高血压病史 30 余年,冠心病 20 余年,糖尿病 10 余年,未曾规律服药,否认心脏病、肝炎、结核等病史,无药物过敏史。

(5) 查体:一般状况尚可,神清,语利,理解力、定向力正常,计算力尚可,情绪不稳

Note

定,易激动。左侧鼻纹浅。其他:脑神经未见阳性体征,左上下肢运动功能上田敏分级均为 8 级,手指功能 8 级,辅助手 B,步行能力 3 级。四肢肌张力尚可,左半身深浅感觉差,左侧腱反射偏活跃,两侧病理反射(+),日常生活大部分自理(82 分),左肩关节半脱位,左足下垂、内翻明显,搀扶下可短距离步行。

(6) 辅助检查:头部 CT(2016-3-20)示"右基底节区出血"。

二、问题小结

脑出血(右基底节区)恢复期

高血压Ⅲ期

左侧肢体瘫痪,左侧深浅感觉障碍

左肩关节半脱位,左足下垂、内翻明显

移乘、更衣、器具使用等日常生活项目不能完全自理

独立生活能力下降

三、康复目标

短期目标:扩大关节活动范围,提高日常生活能力,促进肢体运动功能提高,纠正左肩关节半脱位、左足下垂内翻,增强自信心。

长期目标:扶拐步行,日常生活基本自理,回归家庭。

康复措施:以 PT、OT 为主,必要时辅以心理治疗。

四、注意事项

维持血压、血糖稳定,避免激动、过度用力,多鼓励,防止发生意外。

五、Team 组成

医师赵某、PT 师吴某、OT 师陈某、心理医师李某、护士王某。

初 期 评 定

2016 年 9 月 13 日

参加人员:副主任医师钱某、康复医师赵某、PT 师吴某、OT 师陈某、心理医师李某、护士王某

地点:康复医学科医师办公室

PT 师意见:通过近几日的训练检查,发现目前患者存在的问题有:左上、下肢运动功能 8 级,关节活动范围受限,翻身、起坐,从床到轮椅、坐到站立均需一定辅助,不能保持站立位,站立位平衡差;左下肢负重不能,行走障碍。下一步治疗计划:促进患肢分离运动,扩大患肢关节活动范围训练、翻身、起坐等能力训练,站立及站立平衡训练,患下肢负重训练,平行杠内步行前的准备训练。短期目标:扩大关节活动范围,日常生活能力中转移动作大部分自理。长期目标:独立行走,日常生活基本自理,回归家庭。

OT 师意见:主要存在的问题:左上肢运动功能为 8 级,手的实用性判定辅助手 B,左上肢稳定性差,协调能力不良,手指精细动作差,ADL 评分 80.5 分,肩关节活动受限伴疼痛。下一步治疗措施:扩大各关节活动范围,斜板沙板磨,套圈,木钉盘运动,持

球。增加患肢稳定性,提高日常生活动作质量。

短期目标:促进分离运动充分出现,增强左上肢稳定性和协调性。

长期目标:回归家庭。

心理医师意见:通过心理检测,患者有轻度焦虑及抑郁,由于家人的关心,尚能正确对待。

护士意见:患者属于老年人,情绪不稳定,日常生活能力不完善,体力差。针对患者特点,近期以指导患者熟悉病房环境、完善床上活动为主;指导中多提示、多鼓励。以增强患者自信心,提高主动性和积极性。

钱副主任医师意见:患者为老年人,病程 6 个月,肢体功能已进入分离运动时期,日常生活能大部分自理,有二次继发障碍存在,情绪不稳定。注意保护,加强心理支持,防止意外发生。

主管医师总结:患者老年男性,病程半年,此次初次接受康复治疗。存在的主要问题:有一定焦虑、抑郁症状,下肢运动功能在分离运动初期,日常生活能力不完善,关节受限,肩关节半脱位、足下垂。近期治疗目标:扩大关节活动范围,完善日常生活能力。扩大生活空间,尽可能促进肢体运动功能,纠正二次继发障碍。长期目标:日常生活能基本自理,扶拐行走,回归家庭;加强心理支持。

心电图结果:窦性心律,心电轴左偏 24°,顺钟向转位,不正常心电图。复查的全项生化:肝功能正常,入院时 ESR(红细胞沉降率)为 30 mm/h,今复查 ESR 为 18 mm/h。

（赵　某）

中 期 评 定

2016 年 10 月 24 日

参加人员:副主任医师钱某、康复医师赵某、PT 师吴某、OT 师陈某、心理医师李某、护士王某

地点:康复医学科医师办公室

PT 师意见:通过一个多月的训练,关节活动范围得到改善,肩屈曲由 75°增至 135°,外旋由 30°增至 60°,内旋可达到 80°,踝关节可部分主动背屈,床上活动可完全自理。在平行杠内可独立站立,患下肢可负重,穿戴矫形器后可在平行杠内行走。尚存在的问题:肩、踝关节活动范围稍受限,髋关节被动活动有轻微疼痛,左下肢负重能力差,动态平衡差,步行能力差。下一步治疗措施:肢体被动及主动运动训练,促进患肢分离运动充分,患肢负重及平衡训练,平行杠内行走训练,上下阶梯训练。

OT 师意见:治疗进展情况如下,左上肢协调性改善,手指精细动作提高,能够完成食指、中指的手指阶梯运动,但下阶梯动作不充分。日常生活能力方面,坐至站的稳定性增强。尚存在的问题:左肩关节活动受限,患侧上肢分离运动不充分,手指精细动作仍差,日常生活能力差。下一步治疗计划:进一步扩大关节活动范围,促使分离运动充分出现,增强手指精细动作能力及协调性,提高日常生活能力。

心理医师意见:目前患者焦虑、抑郁症状基本消失,这可能与患者近期康复训练进展良好有关,患者自信心增强,但主动性差,易激动。

护士意见:患者主动性差,依赖性强。下一步主要针对尚不能自理的日常生活

作进行指导并加强监督。

主任医师意见:患者通过这一段时间的训练,关节活动范围有一定程度的扩大,上肢的协调性、稳定性有所提高,患下肢负重能力有所加强,生活质量有所改善,情绪也较前稳定。下一步治疗计划:在进一步完善生活质量的同时,重点在患下肢的训练上,加强患下肢的负重能力,提高动态平衡能力,使患者能够完成扶拐行走。

主管医师总结:患者通过一个多月的训练,情绪较前稳定,关节活动范围扩大,上肢的协调性与稳定性、下肢的负重能力进一步提高,生活质量改善,患者的自信心增强。下一步治疗措施:继续扩大关节活动范围,进一步提高上肢的活动能力,训练患者下肢的负重能力,同时进行行走训练以期达到扶拐行走的目的。

长期目标:日常生活能基本自理,扶拐行走,回归家庭。

末 期 评 定

2016 年 11 月 30 日

参加人员:副主任医师钱某、康复医师赵某、PT 师吴某、OT 师陈某、心理医师李某、护士王某

地点:康复医学科医师办公室

PT 师意见:经过一个多月的训练,患者关节活动范围受限得以改善。踝关节背屈能力提高,髋关节被动活动时疼痛明显减轻,翻身、起坐、床轮椅转移由辅助到自理,患者可独立保持站立,穿戴短下肢矫形器后,使用步行器和四点拐杖后可独立行走。治疗训练的经过:首先给患者进行了上、下被动及主动关节活动范围的训练,促进上、下肢的分离运动训练,日常生活能力移动动作训练,在穿戴短下肢支具后开展了平行杠内站立、患下肢负重训练、站立平衡训练、步行训练。根据患者治疗经过及目前情况同意出院。

OT 师意见:患者入院时存在的主要问题:患侧上肢活动障碍(上肢运动功能为 8 级,手指功能为 8 级、手的实用性为辅助手 B),患侧上肢稳定性差,协调性差,手指精细动作差,ADL 得分为 80.5 分。治疗训练的经过:被动活动扩大肩关节前屈度,进行手指精细动作训练、手指阶梯抓捏小铁钉训练、沙板磨运动,持球增强患侧上肢稳定性,双手配合训练,安排绳编、右手书法训练作业活动。目前情况:患手可辅助健手进行一些日常生活动作,肩前屈仍受限,患侧上肢稳定性明显增强,日常生活动作方面移动的稳定性增强,更衣动作速度提高。今后意见:出院后尤其要针对关节活动度继续进行康复锻炼。

心理医生意见:患者焦虑、抑郁症状消失,情绪稳定,参加训练的积极性提高,但日常生活中主动性仍差。

护士意见:患者通过这一阶段的入院康复治疗,个人卫生、进食、更衣、排泄、床上活动、转移基本完全独立,只是个别项目上速度较正常人慢,等距离步行、上下阶梯在穿戴支具的情况下可独立。下一步病房护理计划:提醒、督促患者在病房内坚持步行训练,训练中注意保护以免发生意外。

钱副主任医师意见:患者通过住院后的康复治疗,日常生活能力的改善明显,床上活动、步行动作、入浴等基本自理,患肢关节活动范围扩大,负重能力提高,动态平衡改善。目前在穿戴支具条件下,扶拐可短距离步行,基本达到了入院时设定的近期目标。

下一步治疗:进一步完善日常生活能力,提高步行能力,为出院做准备。

　　主管医师总结:患者通过近一个疗程的康复训练,患侧上、下肢手指功能仍为 8 级,步行能力从入院的 3 级提高至 2 级,床上活动、入浴等基本可自理,患下肢负重能力、平衡功能均有所提高,患肢关节活动范围扩大,髋关节疼痛减轻。入院后患者情绪逐渐稳定,目前焦虑、抑郁症状消失,基本上达到了入院后所制订的康复目标,日常生活基本完全自理,扶拐步行,回归家庭。出院前治疗:进一步完善日常生活能力,以提高步行能力为主。

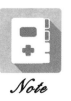

附录 B　康复治疗处方

×× 医院康复医学科
PT(运动疗法)处方

姓名:×××　　　　　　　　　　　　　　　　　　病案号:××

性别:男　　　　年龄:69 岁　　　病房号:××　　　　床号:××

诊断(疾病):脑出血恢复期　　　(障碍):左侧偏瘫　　　PT 师:吴某

病历摘要:

2016 年 3 月突发左侧偏瘫,当时意识昏迷,头部 CT 报告"脑出血"。

既往史:高血压病史 30 余年,糖尿病 20 余年,冠心病 10 余年。

主要障碍点:关节活动范围受限,左足下垂、内翻明显,翻身、起坐、转移、移乘能力差,坐、立位平衡差。

运动疗法:√垫上训练,翻身,起坐,平衡,重心转移

　　　　　√平行杠内训练

　　　　　√起立训练(训练倾斜床、肋木)

　　　　　步行训练

　　　　　拐杖使用训练　　(拐杖种类)

　　　　　√轮椅训练　　　(轮椅种类)

　　　　　√关节运动范围维持、扩大:左髋关节、左膝关节、左踝关节、左肩关节

　　　　　肌力恢复、维持、强化(肌肉)

　　　　　其他

目的及注意事项:提高日常生活能力,扩大关节活动范围,改善平衡能力,为步行训练打好基础。训练中防止跌倒。

　　　　　　　　　　　　　　　　　　　　　康复医师:赵某　陈某

　　　　　　　　　　　　　　　　　　　　　日期:2016 年 9 月 13 日

×× 医院康复医学科
OT(作业疗法)处方

姓名:×××　　　　　　　　　　　　　　　　　　病案号:××

性别:男　　　　年龄:69 岁　　　　病房号:××　　　　床号:××

诊断(疾病):脑出血恢复期　　　(障碍):左侧偏瘫　　　OT 师:陈某

病历摘要

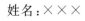

2016 年 3 月突发左侧偏瘫,当时意识昏迷,头部 CT 报告"脑出血"。

既往史:高血压病史 30 余年,糖尿病 20 余年,冠心病 10 余年。

主要障碍点:左上肢分离运动不充分,左肩关节半脱位、活动受限。日常生活能力不充分、立位不平衡。

内容:

√ ROM	√ 功能维持训练
随意性改善	心理的 OT 训练
肌力强化	手术前后疗法
增强全身耐力	√ 轮椅训练
增强上肢持久力	√ 日常生活动作
感觉训练	职业前 OT 训练
√ 提高协调性、精巧性	房屋改造
√ 坐位,平衡训练	家属指导

其他:

目的及注意事项:扩大关节活动范围,纠正左肩关节半脱位,提高日常生活能力,改善平衡功能,训练中防止跌倒。

康复医师:赵某　陈某

日期:2016 年 9 月 13 日

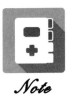
Note

附录 C 康复治疗记录

运动疗法(PT)初期评定记录

姓名:×××　　　　　　　　　　　　　　　　　　　　病案号:××

性别:男　　　　　年龄:69岁　　　职业:公务员　　文化程度:本科

单位:×××　　　　住址:×××　　　电话:×××

申请科室:康复医学科　　病房号:×××　　床号:×××

申请医师:赵某　　　　申请日期:2016年9月13日

病情摘要:

左侧肢体无力,头部 CT 报告"右基底节区出血",既往有高血压病、糖尿病、冠心病史。

临床诊断(疾病):脑出血恢复期

(障碍):左侧偏瘫

主要问题:

1.关节活动范围受限。

2.上田敏分级左上肢8级、左下肢8级。

3.翻身、起坐、从床到轮椅、从坐到站,反之亦然,均需1人中等介助。

4.不能独自站立;平衡差,患下肢不能负重。

5.行走障碍。

治疗目的:

短期目标:扩大关节活动范围,使日常生活大部分自理。

长期目标:实现独立行走,回归家庭。

1.上、下肢的被动及主动关节活动范围训练。

2.上、下肢的分离运动训练。

3.翻身、起坐、从坐到站、从床到轮椅的移动动作训练。

4.站立训练,患下肢的负重训练,站立平衡训练。

5.平行杠内步行前的准备训练。

　　　　　　　　　　　　　　　　　　　　　　PT 师(士):吴某

　　　　　　　　　　　　　　　　　　　　　　日期:2016年9月13日

运动疗法(PT)中期评定记录

姓名:×××　　　　　　　　　　　　　　　　　　　　病案号:××

性别:男　　　　　年龄:69岁　　　职业:公务员　　文化程度:本科

148

单位:×××　　　　住址:×××　　　电话:×××

申请科室:康复医学科　病房号:×××　　床号:×××

申请医师:赵某　　　　申请日期:2016 年 10 月 24 日

治疗进展情况:

患者经过一个多月的 PT 治疗

1.关节活动受限得到改善,肩关节屈曲由 75°达到 135°,外旋由 30°达到 60°,内旋80°,踝关节背屈 0°。

2.翻身、起坐、从床到轮椅,反之亦然,均达到从介助到自理。

3.在平行杠内可独立站立,患下肢可负重。

4.穿戴支具在平行杠内可扶杠行走。

尚存在的问题:

1.肩、踝关节活动范围稍受限,髋关节被动活动时仍有疼痛。

2.上田敏分级左上肢 8 级,左下肢 8 级。

3.患下肢不能单足负重,站立平衡差。

4.行走障碍,使用扶手,步幅小,患肢负重能力差。

下一步治疗措施:

1.上、下肢的被动及主动活动训练。

2.上、下肢的分离运动训练。

3.跪位及站立位患肢负重训练,站立平衡训练。

4.平行杠内行走训练。

5.上、下阶梯训练。

　　　　　　　　　　　　　　　　　　　PT 师(士):吴某

　　　　　　　　　　　　　　　　　　　日期:2016 年 10 月 24 日

运动疗法(PT)末期评定记录

姓名:×××　　　　　　　　　　　　　　　　病案号:××

性别:男　　　　　年龄:69 岁　　　职业:公务员　文化程度:本科

单位:×××　　　　住址:×××　　　电话:×××

申请科室:康复医学科　病房号:×××　　床号:×××

申请医师:赵某　　　　申请日期:2016 年 11 月 30 日

入院日期:2016 年 9 月 5 日

出院日期:2016 年 12 月 1 日

入院主要问题:

1.关节活动范围受限:肩、髋、踝关节。

2.上田敏分级左上肢 8 级,左下肢 8 级。

3.翻身、起坐、从床到轮椅、从坐到站,反之亦然,均需 1 人中等介助。

4.不能独站,站立平衡差,患下肢不能负重。

5.行走障碍,有足内翻。

治疗训练经过:

经过近3个月的PT治疗,给患者进行了上、下肢的被动及主动关节活动范围训练,促进上、下肢的分离运动训练,日常生活能力的移动动作训练,平行杠内站立,患下肢负重训练,站立平衡训练,使用短下肢支具步行器进行行走训练,患者关节活动范围受限得到改善:左肩关节屈曲由75°到135°,外旋由30°到60°,内旋可达80°,左踝关节背屈0°。髋关节被动活动仍有疼痛;翻身、起坐、从床到轮椅,由介助到自理;患者可保持独立,穿戴短下肢支具、使用步行器可独立行走,患者使用四点拐也可独立行走。

目前情况及今后意见:同意出院。

PT师(士):吴某

日期:2016年11月30日

作业疗法(OT)初期评定记录

姓名:×××　　　　　　　　　　　　　　　　　　　　病案号:××

性别:男　　　　　年龄:69岁　　　职业:公务员　　文化程度:本科

单位:×××　　　　住址:×××　　　电话:×××

申请科室:康复医学科　　　病房号:×××　　　床号:×××

申请医师:赵某　　　申请日期:2016年9月13日

病情摘要:

2016年3月20日晚19:00时,患者突发头晕、头痛,左侧肢体无力,急送××医院。当时血压220/140 mmHg,经急救中心头部CT检查报告为"脑出血",目前日常生活能力可部分自理,扶拐可在室内步行。左肩关节半脱位,为进一步康复收住院。

临床诊断:脑出血。

主要问题:

1.患者左上肢活动障碍(上田敏分级左上肢8级,手指功能8级,实用性辅助手B)。

2.患侧上肢稳定性差。

3.患侧上肢协调性差。

4.手指精细动作能力差。

5.ADL评定80.5分。

6.活动受限伴疼痛。

治疗目的:

1.促进分离运动充分出现,增强患侧上肢稳定性、协调性。

2.增强左手手指精细能力。

3.回归家庭。

医嘱:

1.被动活动,扩大活动范围。

2.斜板沙板磨。

3.套圈,木丁盘运动。

4.持球,增强患侧上肢稳定性。

5.提高日常生活动作质量。

签名:陈某

日期:2016 年 9 月 13 日

作业疗法(OT)中期评定记录

姓名:×××　　　　　　　　　　　　　　　　　　病案号:××

性别:男　　　　　　年龄:69 岁　　　职业:公务员　　文化程度:本科

单位:×××　　　　　住址:×××　　　电话:×××

申请科室:康复医学科　　病房号:×××　　　床号:×××

申请医师:赵某　　　　　申请日期:2016 年 10 月 24 日

治疗进展情况:

通过一个多月的 OT 训练,患者进展情况如下:

1.患侧上肢稳定性改善。

2.手指精细动作能力提高,能够完成食指、中指的手指阶梯运动,但下阶梯动作不充分。

3.日常生活动作方面:坐到站、站到坐的稳定性增强。

尚存在的问题:

1.左肩关节活动受限。

2.患侧上肢分离运动不充分,手指精细动作差。

3.日常生活动作质量差。

下一步治疗措施:

1.扩大关节活动范围。

2.促进分离运动充分出现。

3.增强手指精细动作能力及协调性。

4.手指精细动作能力差。

5.提高日常生活动作质量。

签名:陈某

日期:2016 年 10 月 24 日

作业疗法(OT)末期评定记录

姓名:×××　　　　　　　　　　　　　　　　　　病案号:××

性别:男　　　　　　年龄:69 岁　　　职业:公务员　　文化程度:本科

单位:×××　　　　　住址:×××　　　电话:×××

申请科室:康复医学科　　病房号:×××　　　床号:×××

申请医师:赵某　　　　　申请日期:2016 年 11 月 30 日

入院时主要问题：

1.患者左上肢活动障碍(上田敏分级左上肢8级,手指功能8级,实用性辅助手B)。

2.患侧上肢稳定性差。

3.患侧上肢协调性差。

4.手指精细动作能力差。

5.ADL评定80.5分。

6.活动受限伴疼痛。

治疗训练经过：

被动活动扩大肩关节活动范围,进行手指精细动作训练,手指阶梯抓捏小铁钉训练,沙板磨运动,持球增强患侧上肢稳定性,双手配合训练安排绳编,右手进行书法训练的作业活动。

目前情况及今后意见：

日前患手可辅助健手进行一些日常生活动作,肩前屈仍受限,患侧上肢稳定性明显增强。日常活动动作方面,移动的稳定性增强,更衣动作速度提高。出院后尤其要针对关节活动度继续进行康复锻炼。

签名:陈某

日期:2016年11月30日

心理科工作记录

姓名:×××　　　　　　　　　　　　　　　　　　病案号:××

性别:男　　　　　出生:××××年××月××日　　年龄:69岁

出生或籍贯:××　　民族:汉族　　　宗教:无　　　文化程度:本科

婚姻状况:已婚　　职业:公务员　　　月收入:4600元左右

入院日期:2016年9月5日　　　　　病史陈述者:家属(患者妻子)

家庭关系:与妻子、儿女关系和睦　　单位:×××

住址:×××　　　　　　　　　　　电话:×××

其他联系人姓名和地址:××

病史摘要:2016年3月20日突感头晕、头痛、左侧肢体无力,随即昏迷。急救中心CT报告为"脑出血"。在××医院住院对症治疗,肢体障碍未明显好转,为进一步康复而入院。

心理主诉:病后患者感心情压抑、沮丧、郁闷,有想哭和要哭的感觉,常觉得生活无意义,对前途悲观失望,有无用感,有自杀意念。自觉头脑欠清,做事情感到困难,对周围事物兴趣减退,有时尿频、便秘。

个人史:生于××省××市,长期在××定居,无疫区生活史,无毒物、放射物接触史。

1.儿童期:兄妹4人,排行老大,父母为商人。母亲怀孕情况:(正常)。发育:(良好)。教育状况:(××××年毕业于××学院)。抚育人:(父、母)。

2.成人期:大学毕业后一直从事公务员工作,9年前退休。

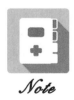

家庭关系(着重父母):(良好)。婚姻状况:(已婚)。生育子女情况:有 1 个儿子,2个女儿。儿子 27 岁时患有高血压。

学习与工作:顺利。

生活遭遇或精神创伤:退休后心情有一段时间不好。

兴趣与性格:性格外向,嗜好烟酒。

家族史:父亲死于脑血管病,母亲去世原因不详。

既往史:有高血压病 30 余年,糖尿病 20 余年,冠心病 10 余年,未规律服药。否认有肝炎、结核及药物过敏史。

家属及有关人员对患者的态度:患者有其妻子照顾,妻子对他照顾周到,夫妻关系好。其女儿、儿子每周来看望他们几次。医疗费自付。

心理学检查:(通过观察、谈话、交往、自我评价等了解患者的思维、意志、智力等。)患者坐轮椅,由妻子推着进入心理治疗室。头脑清楚,思维敏捷,面容忧愁,谈到自己的病情禁不住哭泣不止。认知功能检查未发现明显障碍,无焦虑情绪,但抑郁情绪明显。意志力明显减退,凡事希望妻子照顾,不想自己照顾自己。对康复训练不积极主动,总要求妻子为他做被动运动。从改变患者认知入手对其不良行为进行矫正。

心理测量:

SAS:25 分　　SDS:45 分　　SEF:93.5 分(粗分)

心理诊断(初步印象):品质性情绪不稳定

　　　　　　　　　抑郁期

心理治疗:认知行为疗法

心理医师:李某

2016 年 11 月 5 日

参考文献

CANKAOWENXIAN

[1] 肖耀华.康复医师在康复评定中的角色[J].中国康复理论与实践,2003,9(12):760-761.

[2] 杨毅.康复医学概论[M].上海:复旦大学出版社,2009.

[3] 付国鑫,赵立平,向珩,等.天津市康复医学从业人员现状及需求调查[J].中国康复理论与实践,2012,18(4):392-394.

[4] 黄晓琳,燕铁斌.康复医学[M].5版.北京:人民卫生出版社,2013.

[5] 纪树荣.康复医学[M].2版.北京:高等教育出版社,2010.

[6] 李奎成.作业治疗师应具备的素质——与香港职业治疗学院合作的启示[J].中国康复理论与实践,2006,12(2):173-174.

[7] 李茂松.康复医学概论[M].北京:人民卫生出版社,2002.

[8] 刘翠,杜萍,田梅梅,等.康复医学专业技术人员现状及其思考[J].中国医院,2008,12(8):66-68.

[9] 任成旭.陕西省康复医学专业技术人员现状调查分析[J].中国卫生质量管理,2007,14(2):62-64.

[10] 盛芝仁,徐倩,郑彩娥.我国康复专科护士发展的研究进展[J].护理与康复,2017,16(3):240-243.

[11] 宋为群,王晓臣.康复医学[M].3版.北京:人民卫生出版社,2014.

[12] 谭工.康复医学导论[M].2版.北京:人民卫生出版社,2014.

[13] 王俊华.康复医学概论[M].北京:人民卫生出版社,2010.

[14] 王俊华,周立峰.康复治疗基础[M].2版.北京:人民卫生出版社,2014.

[15] 王宁华.康复医学概论[M].2版.北京:人民卫生出版社,2013.

[16] 王前新,姜贵云.康复医学[M].北京:人民卫生出版社,2004.

[17] 吴弦光.康复医学导论[M].北京:华夏出版社,2003.

[18] 邢华燕,张烨,张银萍.康复医学概论[M].武汉:华中科技大学出版社,2012.

[19] 杨雪岭,张培宁,马晓欣,等.心理治疗和咨询中的伤害性因素:治疗师的视角[J].医学与哲学:B,2016,37(4):71-74.

[20] 张保锋,罗素英.我国现代物理治疗师的技术素养与发展现状[J].中国康复理论与实践,2009,15(2):199-200.

[21] 张敬,章志芳,肖永涛,等.国内多省份医疗系统和非医疗系统言语治疗从业人员现状调查分析[J].中国现代医学杂志,2017,27(2):98-105.

[22] 赵力力,蒋进明.脑卒中康复的学科间合作[J].国外医学:物理医学与康复学分册,2005,25(3):127-128.